女人要懂内分泌

妇科内分泌经典问答 200 问

The Endocrinology Women Should Know

Two Hundred Questions and Answers on Gynecological Endocrinology

第 2 版

主编 阮祥燕 Alfred O. Mueck

人民卫生出版社

图书在版编目（CIP）数据

女人要懂内分泌：妇科内分泌经典问答 200 问 / 阮祥燕，（德）阿尔弗雷德·奥托·缪克（Alfred O. Mueck）主编 . —2 版 . —北京：人民卫生出版社，2019

ISBN 978-7-117-28771-5

Ⅰ.①女… Ⅱ.①阮…②阿… Ⅲ.①妇科病 – 内分泌病 – 防治 – 问题解答 Ⅳ.①R711-44

中国版本图书馆 CIP 数据核字（2019）第 158688 号

| 人卫智网 | www.ipmph.com | 医学教育、学术、考试、健康，购书智慧智能综合服务平台 |
| 人卫官网 | www.pmph.com | 人卫官方资讯发布平台 |

女人要懂内分泌——妇科内分泌经典问答 200 问
第 2 版

主　　编：阮祥燕　Alfred O. Mueck
出版发行：人民卫生出版社（中继线 010-59780011）
地　　址：北京市朝阳区潘家园南里 19 号
邮　　编：100021
E - mail：pmph @ pmph.com
购书热线：010-59787592　010-59787584　010-65264830
印　　刷：北京盛通商印快线网络科技有限公司
经　　销：新华书店
开　　本：850×1168　1/32　印张：8　插页：4
字　　数：180 千字
版　　次：2014 年 8 月第 1 版　2019 年 9 月第 2 版
　　　　　2023 年 9 月第 2 版第 4 次印刷（总第 11 次印刷）
标准书号：ISBN 978-7-117-28771-5
定　　价：39.00 元

打击盗版举报电话：010-59787491　E-mail：WQ @ pmph.com
（凡属印装质量问题请与本社市场营销中心联系退换）

主编简介

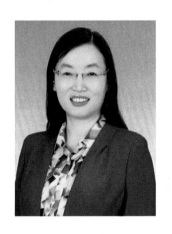

阮祥燕　教授

　　首都医科大学附属北京妇产医院内分泌科主任,卵巢组织冻存库负责人,国际生殖力保护中心负责人,主任医师,博士生导师,首都医科大学妇产科学系副主任,德国图宾根大学客座教授。国务院特殊津贴专家,科学中国人(2019 年度),北京市科技新星(2010 年度),北京市"215"高层次卫生技术人才队伍建设工程妇科内分泌学科带头人。2005~2006 年赴美国哥伦比亚大学做访问学者及博士后,2010 年、2012 年和 2014 年先后 3 次到德国图宾根大学做访问学者,同时到德国波恩大学、科隆大学和海德堡大学访问交流。2016 年 9 月 9 日带领团队成功进行中国首例冻存卵巢组织移植,填补中国此领域空白(BTV、CCTV等主流媒体均有报道),人民日报社主管的《健康时报》及《生命时报》均报道:阮祥燕,中国冻存卵巢第一人。2014年作为中国内地第一人入选国际妇科内分泌学会执行委员会委员,2018年被选连任,2018年6月成为首位入选国际绝经学会执行委员会委员的中国人,并入选担任国际妇科内分泌学会中国妇科内分泌学分会主席、德-中妇产科学会(中方)副主席,担任国际妇科内分泌学会官方期刊 *Gynecological Endocrinology* 副主编及其中文版主编。

发表论文论著近300篇,SCI论文60余篇,牵头制定中国首个卵巢组织冻存移植专家共识及指南。先后与2位中国政府友谊奖获得者——(德)阿尔弗雷德·奥托·缪克(Alfred O. Mueck)、(德)托马斯·拉贝(Thomas Rabe)合著专著5部:《妇科内分泌学热点聚焦》《更年期相关症状及疾病防治理论与实践》《生殖内分泌学热点聚焦》《妇科内分泌病例评析》《生殖内分泌学临床实践》。科普书1部:《女人要懂内分泌——妇科内分泌经典问答200问》。

专业特长:更年期相关疾病,多囊卵巢综合征,绝经妇女骨质疏松,不孕不育,反复流产,闭经,异常子宫出血(青春期、更年期),卵巢功能早衰,生育力保护等。

主编简介

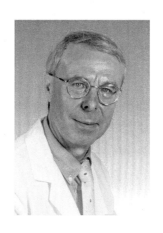

Alfred O. Mueck　教授

德国图宾根大学妇产医院绝经内分泌及妇女健康中心主任，医学博士、药理学博士、生物化学博士，德国绝经学会主席。首都医科大学附属北京妇产医院荣誉教授及内分泌科荣誉主任，首都医科大学客座教授。

国际绝经学会委员，国际绝经学会官方杂志 *Climacteric* 编委，北美绝经学会官方杂志 *Menopause* 编委，德国绝经学会创始人之一，学会官方杂志编委，欧洲男女更年期学会创始人之一，英国绝经学会官方杂志 *Post Reproductive Health* 编委会顾问，国际妇科内分泌学会官方杂志 *Gynecological Endocrinology* 编委。

主持超过 25 项国际 / 国内 I ~ IV 期临床试验,发表论文 600
余篇,摘要 500 余篇,主编 / 参编论著 14 部。帮助中国建立首
个"卵巢组织冻存库""绝经门诊项目中心""国际跨学科子宫内
膜异位症中心",填补国内空白;帮助中国团队致力于激素引起
乳腺癌的发病机制的研究。荣获中国政府友谊奖、长城友谊奖、
朝阳区"凤凰计划"战略科学家、北京市特聘专家等诸多荣誉、
奖项。

编　委

Alfred O. Mueck　德国图宾根大学妇产医院

王　玉　首都医科大学附属北京妇产医院

王　娟　首都医科大学附属北京妇产医院

王　珺　首都医科大学附属北京妇产医院

王月姣　首都医科大学附属北京妇产医院

王虎生　首都医科大学附属北京妇产医院

王宾红　北京市通州区妇幼保健院

田玄玄　首都医科大学附属北京妇产医院

代荫梅　首都医科大学附属北京妇产医院

刘玉兰　首都医科大学附属北京妇产医院

许仲婷　首都医科大学附属北京地坛医院

阮祥燕　首都医科大学附属北京妇产医院

阴赪宏　首都医科大学附属北京妇产医院

孙艳格　首都医科大学附属复兴医院月坛社区卫生服务中心

杜　娟　首都医科大学附属北京妇产医院

李　萌　首都医科大学附属复兴医院

李　雪　首都医科大学附属北京妇产医院

李扬璐　首都医科大学附属北京妇产医院

豆竹丽　北京市通州区妇幼保健院

谷牧青　首都医科大学附属北京妇产医院

闵　敏　中国医科大学航空总医院

致　谢

尊敬的朋友:首先感谢您阅读此书并希望您提出宝贵意见或建议。

全书编委对此书付出了满腔热情,投入了很多精力,在此向他们致以诚挚的感谢与敬意!感谢首都医科大学附属北京妇产医院妇科内分泌门诊的病友们,是你们对我的无限信任,倾吐出你们在寻医路上的人生故事,有医者知识的不全面,更有个人诊治的诸多误区,这给我们的选题带来灵感,因为有你们的需要,才促使我们利用无数个夜晚和很多个节假日编写此书!之所以我们有信心编写此书,是因为以下项目的多年支持,使我和我的团队有机会得到培养、提高并走向国际。

注:本书稿获得了以下主要项目成果的支持

北京市医院管理局临床医学发展专项经费资助(XMLX201710)

首都卫生发展科研专项(2016-2-2113)

北京市科学技术委员会首都临床特色应用研究课题(Z161100000516143)

北京市医院管理局"登峰"计划专项经费资助(DFL20181401)

北京市卫生系统高层次卫生技术人才(2014-2-016)

北京市自然科学基金资助项目(7162062)

国家自然科学基金资助项目(81671411)

首批北京市级妇幼保健专科示范单位"更年期保健专科"(2018/01-2020/12)

国家外专局:重点外国专家项目(20181100005,G20190101014)

致　谢

北京市海外人才聚集工程

国家外专局：高端外国专家项目

中国国际人才交流促进会医疗健康技术创新与人才培养专项基金

（2017041900004，2018042000001）

阮祥燕　Alfred O. Mueck

2019 年 8 月

第2版 前言

日月如梭,光阴荏苒,本书自2014年第1版发行距离现在已经5年,妇科内分泌的诊治技术日新月异,因第1版的发行受到广大女性读者的欢迎,现在有必要将最新的知识整理奉献给大家,所以我与我的团队决定再版这本《女人要懂内分泌——妇科内分泌经典问答200问》。本书对大家最常见、最关心的问题进行科学解答。

你一定想问主编:为什么要写这本书? 作为一个从医30余年的妇产科医生,接待诊疗的患者数十万。在临床,妇科内分泌问题都比较深奥难懂,患者对疾病的认知比较浅,曾经看到月经紊乱十余年而不加诊治的青少年,最后发展为子宫内膜癌;看到因为不孕不育在全国辗转诊治20余年未成功的不孕患者;看到50多岁就绝经20余年,服用十几种药物仍然解决不了问题的患者;看到绝经后就不知道性生活为何物的女同胞;看到因反复子宫出血,7~8次反复刮宫止血给患者造成的精神恐惧;看到年轻癌症患者因肿瘤放化疗失去生育能力的绝望、全家的失望、家庭的破裂,这些都让我无比心痛,哀叹这些因为科学信息的不畅通、不对等造成的悲惨境遇,其实这些都是可以避免的。

本书就我所能,竭尽全力用通俗的语言,诠释科学问题,希望女性都能读一读,合理地预防妇科内分泌相关疾病,健康地活着,有尊严地活着,使人生更完美!

本书从女性内分泌、认识正常月经、多囊卵巢综合征、女性不孕与不育、如何进行孕前准备、更年期、激素治疗、卵巢早衰与卵巢组织冻存移植等方面对女性一生的相关妇科内分泌问题进行解答。

相信当您读完此书,领会要义,一定会使一生变得更完美!

本书出版之际,恳切希望广大读者在阅读过程中不吝赐教,欢迎发送邮件至邮箱 *renweifuer@pmph.com*,或扫描封底二维码,关注"人卫妇产科学",对我们的工作予以批评指正,以期再版修订时进一步完善,更好地为大家服务。

阮祥燕　Alfred O. Mueck

2019 年 8 月

目　录

第六章　积极应对更年期,让美丽延续 ………… 141

第一章

了解你自己——探索女性生理奥秘

女性最重要的内分泌器官是什么？女性最重要的生殖器官是什么？本章将为您详细介绍。

1. 你知道什么是女性内分泌吗

内分泌（internal secretion）是外分泌的对应词。由 C. Bernard（1859 年）所命名，即机体组织所产生的物质不经导管而直接分泌于血液（体液）中的现象。普通大众讨论内分泌，大多不是指代生理现象，而是指腺体。内分泌腺在我们体内并非孤家寡人，它包括多个腺体，脑垂体、甲状腺、肾上腺、性腺等器官，分泌生长激素、甲状腺素、肾上腺素、雌孕激素等，涉及的机体功能包括生长、发育、适应环境、应激等。而对于女性来讲，有着其独特的女性内分泌。

俗话说，女人是水做的，但是在妇科医生眼里，女人是激素做的。激素紧密伴随女性一生，决定女性各个生命周期，是女性机体及精神健康的守护者。老人们常说，女大十八变，但是实际上从十二三岁女性就开始变化了，在这个阶段，激素分泌水平上升，第二性征开始发育，到了 18 岁前后，皮肤细腻有光泽，肌肉结实而富有弹性，可以说是到达女性一生中最漂亮的阶段。因此，现在网络上也有一句流行语，"18 岁的你很漂亮，不是因为你漂亮，而是因为 18 岁漂亮"，确切地说，是激素让女性变得漂亮。

那么这些激素是什么呢？或者说女性内分泌究竟是什么呢？对于女性而言，从出生到怀孕、生子直至绝经、衰老是一个渐进的过程，其主要调控中心为下丘脑 - 垂体 - 卵巢轴，正是这一个内分泌轴，发挥着重要的女性内分泌功能，分泌着对于女性至关重要的激素——雌激素与孕激素。在这一个轴线系统中，下丘脑 - 垂体相当于控制卵巢的中枢司令官，分泌着促性腺激素，刺激卵巢周期性的分泌雌激素、孕激素，最终作用在身体各个部分，发挥重要功能。例如保持女性皮肤的弹性，促进乳腺的发育，维持女性第二性征，对于女性生殖系统，雌孕激素促进子宫发育，调控月经来潮，调控排卵，维持妊娠过程等。

如果女性内分泌出现紊乱，就会伴随而来出现各种问题，例如月经失调，皮肤痤疮，脾气、性格变化，不孕等。而女性内分泌失调的原因，除了生理原因外，也就是卵巢衰老导致雌激素、孕激素不足，还有很多病理因素，包括身体其他内分泌腺的异常，也会影响到女性内分泌腺行使正常功能，这些相关内容，我们在后续章节中也会做详细介绍。

2. 你知道卵巢的伟大之处吗

卵巢是雌性动物的生殖器官，是女人的生命之源，没有卵巢就没有生命的延续，也就没有世界。

卵巢的功能主要是产生卵和分泌女性激素两大方面。卵巢呈扁杏仁状，大小与年龄和排卵期有关。女性卵巢左右各一个。

卵巢就像妈妈体内的一座"小花园"。在妈妈小的时候就已成形，里面藏着有许许多多个"种子"，随着妈妈长大，"种子"也慢慢长大，"种子"长大了、成熟了，有一天它离开了生养它的"花园"，到了另一个地方——输卵管，等候着精子的到来。卵细胞（即卵子）是由卵泡产生的，这是卵巢的功能之一。从青春期开始，每月有一定数量的卵泡生长发育，但通常只有一个卵泡成熟（大约经历85天），并且排卵。

生育年龄妇女除妊娠和哺乳期外，卵巢每个月发生1次周期性变化并排出卵细胞，排卵多在月经周期第14~16天。卵细胞是由卵巢内卵泡分泌排出的，在数个卵泡的发育中，发育成熟的一般只有1个，因此每个月只有1个卵子成熟。排卵后卵子存活数小时，此时，卵子如进入输卵管并遇到精子即受精成为孕卵（受精卵）。

卵巢的另一伟大之处在于为女性合成并分泌性激素，如雌激素、孕激素、雄激素等20多种激素和生长因子，控制着人体骨骼、免疫、生殖、神经等九大系统的400多个部位，维持这些器官的青春和活力。

30岁以后的女性，步入了卵巢功能衰退期，女性体内激素水平逐渐发生变化，光洁的肌肤，窈窕的腰身渐渐远去，皱纹与色斑在脸上悄然浮现，慢慢的，娇艳美丽都成为曾经，其中卵巢功能衰退起了主要作用。

45~50岁，女性开始步入更年期，一部分妇女会出现不规则的月经，失眠与焦躁，潮热、出汗，美丽的容颜即将逝去，事业上精力大不如前，罪魁祸首是卵巢开始罢工了，卵巢功能衰竭是引起这一系列变化的根本原因。

因此，改善卵巢功能，可以从本质上解决女性衰老的问题，有无改善卵巢功能的方法呢？我们在第八章"卵巢早衰与卵巢组织冻存移植"中详细介绍。

 你会自我判断排卵吗

女性自我判断排卵大概有以下几种方法：

第一，根据月经周期推算排卵期

月经规律的女性多在下次来月经前2周左右（14天）排卵，可以根据自己以前月经周期的规律推算，但是排卵可能受疾病、情绪、环境及药物的影响而发生改变，应与其他方法结合使用。

第二，测量基础体温判断排卵期

女性基础体温有周期性变化，月经后半周期若基础体温升高能提示已排卵，排卵一般发生在基础体温上升前由低到高上升的过程中（基础体温的测量必须要经至少6小时充足睡眠后，醒来尚未进行任何活动之前测体温并记录，至少连续测量3个月经周期）。正常情况下排卵后的体温上升0.3~0.5℃，称双相型体温。如无排卵，体温不上升，整个周期间呈现低平体温，称单相型体温。提醒：如果您的月经不规律或生活不规律，如：夜班、出差、失眠、情绪变化、疾病等，不能用此法判断有无排卵。

第三，观察宫颈黏液推断排卵期

月经干净后，体内雌激素水平降低，宫颈管分泌的黏液量少，提示非排卵期。随着雌激素水平不断增高，至排卵期黏液分泌量增加，黏液稀薄、透明、拉丝度可达10cm以上，出现这种黏液的最后一天±48小时之间是排卵期。

第四，排卵预测试纸测试推断排卵期

首先确定通常的月经周期，即从每次月经的第一天到下次月经的第一天的天数,从月经周期第 11 天开始测试,每天一次,通过家庭自测,以便安排生育计划,择期怀孕。

第五,超声卵泡监测

超声卵泡监测是最准确了解排卵时间的监测方法,并且可以了解哪一侧卵巢排卵,根据卵泡形态初步判断卵泡质量。需要到医院监测。

4. 正常的阴道是什么样的

今天医院来了一位早产患者,经检查后确诊为阴道纵隔(阴道发育异常)。

完全性阴道纵隔与双子宫同时存在(双子宫双阴道)。此畸形对受孕影响不大,但子宫体积常较小、怀孕后易发生早产。不完全性阴道纵隔类似两个阴道一个子宫,虽不影响受孕,但会妨碍胎儿娩出。

正常的阴道是什么样的?

阴道是一个肌性管道,富于伸展性,连接子宫和外生殖器,位于膀胱、尿道和直肠之间。

它在人类生殖过程中具有多种生理功能,是连接子宫与外阴的通道,是排出月经血、娩出胎儿的必经之路,也是一个重要的性交器官。

成年妇女的阴道前壁较短,长 7~9cm,后壁较长,为 9~12cm。平时阴道前后壁互相紧贴使之横断面呈"H"形。阴道上端较宽大,围绕宫颈。宫颈与阴道壁之间的环形腔隙,称为阴道穹窿。阴道壁有许多褶皱,阴道在性交和分娩之时,这些褶皱将充分伸展。

阴道实际上是具有弹力的肌肉器官,能收缩也能舒张,不同女性阴道的松紧程度也不一样,未婚女子的阴道都比较紧,肌肉富于弹性,生过孩子之后,有的阴道壁变得松弛,阴道比较宽松。

阴道本身没有分泌腺,它的正常分泌物系由上皮四周血管渗透出的少量渗出液与脱落上皮、宫颈黏液混合而成,正常时量不多,呈蛋白样或乳状,能润湿阴道,俗称"白带"。青春期后由于卵巢激素的刺激,阴道内分泌物呈弱酸性(pH 约 4.5),可防止致病菌在阴道内繁殖,即所谓阴道的自净作用。

5. 你了解子宫的作用吗

子宫是产生月经和孕育胎儿的器官,是女人独有的脏器,位于下腹部骨盆腔中央。女性子宫是孕育新生命的地方,在性爱过程中,这里也会产生一系列显著变化,带给女性奇妙的感受。子宫位于盆腔中部,膀胱与直肠之间。其位置可随膀胱与直肠的充盈程度或体位而有变化。成人正常的子宫呈轻度前倾、前屈姿势,子宫的正常位置主要依靠子宫主韧带、盆膈、尿生殖膈及会阴中心腱等结构维持,老年女性特别是多次分娩后的女性这些结构受损或松弛时,可以引起子宫脱垂。

子宫从外到内分为浆膜层、肌层和内膜层,其中子宫内膜层对女性的雌激素和孕激素都起反应,可随着月经周期发生显著变化。子宫内膜分为功能层和基底层 2 层。内膜表面 2/3 为致密层和海绵层统称功能层,受卵巢性激素影响发生周期变化而脱落、出血形成女性月经。基底层为靠近子宫肌层的 1/3 内膜,不受卵巢性激素影响,不发生周期性的变化。

子宫,我们在这世界上第一个温暖的家。性交后精液积存在阴道内,精液内有大量的精子,精子的存活时间约为72小时,活动的精子通过子宫到输卵管壶腹部与卵子相遇、受精,受精卵再经输卵管输送到子宫腔内,并在宫腔内"遨游"2~3天,寻找合适的落脚点,然后着床,在子宫腔内生长发育直至足月分娩。在妊娠期,子宫会逐渐增大,给宝宝一个舒适的生长环境;在分娩期,子宫可自发产生宫缩(子宫收缩力)将宝宝娩出。

每个宝宝来到这个世界上之前都在子宫这个温暖的小家里住过数月,所以,我们要爱护它,有一些生活方式会伤害到子宫,影响其功能,从而导致女性月经不调,不孕不育,如不洁性生活或放纵性生活,会导致女性生殖道炎症,影响受孕,放纵性生活还会导致流产或早产。产后经常下蹲或干重活,增加腹压,会导致子宫下垂,影响女性生活质量;堕胎或多次妊娠,会明显提高子宫患病率。

6. 女性切除子宫会有哪些影响

自古以来,女性生儿育女,大家都知道子宫可以怀胎十月,却不知道更多关于子宫的事情。特别有意思的是,当我和同事聊天时,她说她曾遇到一位患者,因上环避孕失败,气急败坏地要求摘掉子宫。说反正家里有了两个宝宝,不需要再"怀孕",所以用不到子宫了!

无法形容我当时的感受,如果非要形容,我大概觉得有点莫名其妙,怎么会有如此无知的人,认为除了孕育宝宝,子宫毫无他用。

子宫不仅仅是产生月经和孕育胎儿的器官,同时也有一定的内分泌功能,与卵巢之间的内分泌保持着精确而细微的动态平衡,子宫严重病变或子宫切除后,这种平衡遭到破坏,卵巢功能减退,可使更年期症状提前且更为明显。

雌激素是女性性功能最重要的调节激素,子宫切除后,多数妇女会经历不同程度的性功能变化,如性欲减退或缺乏、性活动频率减少、性反应性降低、性高潮困难及生殖器官感觉减退等。此外,对女性的心理健康也会产生负面影响。

女性泌尿系统与生殖系统具有同源性,同为雌激素依赖性器官。切除子宫后对卵巢功能可能会造成一定影响,雌激素水平下降,还可使尿道周围弹力组织变薄,出现尿失禁、尿道黏膜萎缩,抵抗力下降,易诱发尿路感染,出现尿频、尿急、尿痛等一系列尿路刺激症状。

同时,子宫还具有一定的神经调节功能。切除子宫后,可引起不同程度的焦虑抑郁症状,如出现情绪低落、心情焦虑、缺乏兴趣、失眠多梦、记忆力减退,从而降低妇女的生活质量。

总之,身体的每一处都是有它自己的用处,像子宫这样重要的器官,最好能善待。

7. 你知道输卵管与正常怀孕息息相关吗

输卵管是人和动物体内将卵子从卵巢传递到生殖系统其他部分(对哺乳动物来说,主要是子宫)的管道。女性的输卵管位于骨盆腔内,左右各一,一端膨大呈喇叭状,开口于腹腔用于拾卵;另一端与子宫相连,贯通输卵管与宫腔。输卵管的管壁富有平滑肌,管腔内面的黏膜有纤毛,纤毛运动与平滑肌收缩使卵细胞向子宫方向移动,同样输卵管肌肉的收缩,黏膜的分泌,纤毛的摆动都会受到卵巢激素的影响,有周期性的变化。

在正常情况下,女性每月会有一个卵子或两个(特殊情况下如应用了促排卵药物后可能会有多个卵子成熟)由卵巢排出,然后它便会被输卵管拾起。输卵管也是卵子与精子相遇结合的地方,精子先进入阴道,随后经过子宫,最终会在输卵管中与卵子相遇。随后卵子与精子结合在一起并形成胚胎(受精卵)。受精卵经由输卵管运输进入子宫,当它到达子宫后,便会着床在子宫壁上,最终发育成胎儿。

临床常常会遇到输卵管完全阻塞或者不完全阻塞的患者,如果输卵管遭到了严重的损坏和堵塞,无法行使正常拾卵或者运输受精卵的工作,便会导致精卵结合异常或运输异常,造成不孕或宫外孕。后者是由于受精卵在输卵管内结合,但是由于输卵管炎症等影响其功能,运输受精卵的过程受阻,妊娠可能出现在输卵管内(异位妊娠),这种情况严重时可以危及女性生命。说到这里,有人会问,我每个月用促排卵试纸检测排卵是阳性的,为什么说我的输卵管堵塞了,就会发生"排卵"异常呢? 实际上,这也是在临床上很多患者问的问题,排卵试纸检测的是体内激素水平变化情况,而并不能反映输卵管的实际功能情况,有了激素水平峰值相当于扳机作用,把卵子敲出来,与精子相遇。如果输卵管发生了阻塞,就好比远程铁路断了线,果子再好,也运不到目的地。

除此之外,输卵管的末端如果被损坏和堵塞,输卵管分泌的黏液有时会集聚在输卵管伞端,临床上称其为输卵管积液。除了输卵管阻塞导致卵子运输过程出现问题,输卵管积液有时候会带来更糟糕的情况。在这种情况下,聚积在输卵管内的分泌物可能逆流进入子宫,阻止胚胎在子宫内着床。因此,对于那些输卵管有问题,需要接受试管婴儿技术帮助受孕的女性,即使受孕过程不需要输卵管了,也需要及时手术治疗,除掉这个可能冲走胚胎的"隐患"。

 8.　你知道输卵管是否通畅的检查方法有哪些吗

对于合并有输卵管不通畅的女性,除了生育问题外,大多数女性不会出现任何症状。有时,一些女性可能会感到在盆腔和下腹部有规律性或持续性的疼痛症状,并且在经期、排卵期前后会更加严重。甚至对于一些女性而言,可能直接就出现了异位妊娠。

那么,怎样去检查判断自己的输卵管是否通畅呢？大致可有以下几种方法:

(1) 子宫输卵管造影术(HSG)(X线摄片):医生将一种可以在X线照片上显影的特殊液体(一般为碘剂)经由子宫颈注射到子宫内,然后拍摄一张X线照片,观察液体的流向及双侧输卵管的形态。如果你的输卵管是畅通的,那么这种液体便会流出输卵管末端到达盆腔。如果你的输卵管是堵塞的,液体将会被堵塞在输卵管某一部位,然后医生便会告知患有输卵管阻塞。不过,在检查过程中有时会因为输卵管的痉挛错误地显示输卵管被堵塞了,出现假阳性的情况,因此在临床上,通常需要医生根据患者情况综合判断。

(2) 输卵管超声监测下通液术:输卵管通液术是检查输卵管是否通畅的一种方法,此法是在B超监视下,经双腔管向宫腔注入液体,通过导管向宫腔内注入液体,根据注液阻力大小、注液体量、有无回流和患者感觉,经B超观察双侧输卵管部位是否有液体流出等判断输卵管是否通畅。但是由于其观察评估效果欠佳,此种检查方法已逐渐被子宫输卵管造影检查或者宫腹腔镜联合检查替代。

(3)腹腔镜下通液术:医生将会在你的腹部开一个小口,然后探入一个特殊的"望远镜"(即腹腔镜),以观察你的子宫和输卵管。在手术过程中,医生经双腔管向宫腔内注入亚甲蓝溶液15~20ml,经腹腔镜直视下观察亚甲蓝液在输卵管内的通畅情况,如伞端粘连可见输卵管管腔内亚甲蓝液的颜色,伞端无液体流出,或者流出不畅。如有轻度粘连,可经腹腔镜直接进行分离达治疗作用。如确定为伞端粘连,可作伞端造口术。

(4)宫腔镜下通液术:医生用特制的镜子(宫腔镜)从阴道通过宫颈口进入子宫腔内部来观察两侧输卵管开口是否正常、有无堵塞及异常赘生物等;并用注入了亚甲蓝的输卵管插管从输卵管开口插入,根据插入是否顺利及患者有无疼痛等感觉综合判断输卵管是否通畅。

以上几种方法均常用,但宫腔镜联合腹腔镜下通液术是唯一可以直视输卵管情况的检查方法,因此也是评估输卵管是否阻塞的"金标准"。

9. 甲状腺影响女性的内分泌功能吗? 有何影响

甲状腺是人体的内分泌腺,其分泌的甲状腺激素是我们人体一切生理活动的基础,参与了我们的生长、发育以及能量代谢的调节,在甲状腺激素的调节下我们的身体能够有条不紊的进行工作,一旦调节失灵,体内的内分泌环境,包括性激素水平将失去平衡,便会影响女性激素的分泌与调节,降低受孕概率。女性甲状腺功能异常的发病率是男性的 4~5 倍,如果发生在育龄期的女性中,就可能导致不孕不育。

如同内分泌讲究平衡一样,甲状腺功能减退(以下简称甲减)和甲状腺功能亢进(以下简称甲亢)都是病,对于女性不孕均有影响。甲减通常是甲状腺"怠工"造成的,导致机体一切生理活动减慢,常使人精神乏力、脱发、易犯困、体重增加、月经失调等,孕期的甲减则会影响胎儿生长及大脑发育,还有部分没有临床表现的亚临床甲状腺功能减退(以下简称亚临床甲减)患者,同样会导致不孕不育,需通过 TSH 的筛查来确认。甲亢的女性临床表现则相反,通常会表现为易激动、怕热多汗、失眠、消瘦、甲状腺肿大、月经不调等。目前认为严重的甲亢可导致不育,甲亢包括亚临床甲亢患者受孕后流产概率以及其他不良妊娠结局比率增加。青春期发病者可导致性发育延迟。青春期后发病,由于甲状腺素可以影响下丘脑激素的正常信号传导,导致排卵障碍,常发生月经稀发或者闭经,导致女性不孕。妊娠期妇女合并甲状腺功能减退,容易发生流产。

妇女在未绝经期时若出现生殖内分泌系统的调节功能紊乱,可导致甲状腺功能的紊乱,故甲状腺疾病的发病率在绝经前较高。育龄女性尤其是不孕症患者应重视甲状腺功能的筛查,不要让甲状腺影响了你美丽的生活。

10. 甲状腺与妊娠有关吗

说到女性不孕的因素,输卵管不通、多囊卵巢综合征、子宫发育异常等原因不少人都知晓,但实际上甲状腺疾病其实也可能导致女性不孕。无论是甲状腺功能减退还是亢进都会对女性妊娠产生影响。

甲状腺、性腺及肾上腺均是人体的内分泌腺,其分泌的激素间互相影响、统一协调来维持人体的正常功能。正如牵一发而动全身,若甲状腺功能异常,会影响到全身各器官包括性腺的功能,具体表现如下:

(1)甲减/亚临床甲减与不孕:甲减是由于甲状腺激素(TH)合成或分泌不足,反馈性地引起促甲状腺激素(TSH)分泌增加,导致机体代谢过程降低的一种内分泌疾病。亚临床甲减患者没有明显的症状和体征,其诊断需依靠血清学检查:促甲状腺激素水平高于正常上限而游离甲状腺素水平尚在正常范围。

甲减发生后,TSH 释放紊乱可干扰促性腺激素释放,进而导致卵巢排卵后黄体功能不足,影响胚胎着床,同时干扰卵巢雌激素的合成,影响正常卵子的发育及排卵,严重者引起排卵障碍。罹患甲减的患者,除了月经紊乱外,还可以因为长期雌激素水平,导致突破性出血,表现为月经过多。

甲亢是由多种原因导致的甲状腺素分泌过多而引起的临床综合征,属器官特异性自身免疫性疾病。亚临床甲亢没有明显症状,而是以血中促甲状腺激素降低而甲状腺激素正常为特征。

对于甲亢患者临床子宫内膜活检结果显示大部分患者有排卵,但由于甲状腺功能亢进导致的生化和激素异常、营养紊乱和情感剧变等,通常还会合并出现月经紊乱,导致受孕率降低。

(2)甲状腺与胎儿:甲状腺所分泌的甲状腺激素除了参与机体的代谢,还促进人体的生长发育,作用最明显是在婴儿时期,在出生后五个月内影响最大。它主要促进骨骼、脑和生殖器官的生长发育。若没有甲状腺激素,垂体的生长激素也不能发挥作用。而且,甲状腺激素缺乏时,垂体生成和分泌生长激素也减少。所以先天性或幼年时缺乏甲状腺激素,引起呆小症,表现为身材矮小、性器官发育不成熟等。

因此对育龄期女性,建议备孕前常规检测甲状腺功能,而确诊患有甲状腺疾病的女性,建议先专科治疗后再备孕。

11. 肾上腺也影响女性的内分泌功能吗? 有何影响

肾上腺是人体相当重要的内分泌器官,由于位于两侧肾脏的上方,故名肾上腺。肾上腺左右各一,位于肾的上方,左肾上腺呈半月形,右肾上腺为三角形。肾上腺两侧共重约 30g。

研究发现,肾上腺皮质与人类生殖系统之间存在相互作用关系,突出表现在于育龄期妇女处在紧张状态时,其正常的月经周期会受到干扰。相信很多人也会有这种经历,比如说临考试前过度紧张,近期工作压力大且睡眠不规律,会出现月经周期的异常改变。之所以会有这种影响,是因为对于肾上腺,体内同样存在下丘脑 - 垂体 - 肾上腺轴,与下丘脑 - 垂体 - 卵巢轴共用一个"中枢司令官"。应激状态下丘脑 - 垂体 - 肾上腺轴的亢进,下丘脑会释放促肾上腺皮质激素释放激素,此种激素可以抑制下丘脑促性腺激素的释放,从而影响到下游卵巢激素的分泌及正常卵泡的发育。对于患有肾上腺疾病的女性,有的可能出现月经紊乱、继发性闭经,少数患者月经一直正常,但在妊娠后容易发生流产、早产,妊娠合并症发生风险也明显升高。

因此对于想要怀孕的女性,同样建议在怀孕前评估肾上腺功能,对于合并有肾上腺疾病的患者,也要干预后再怀孕。

12. 糖皮质激素会导致发胖吗

糖皮质激素本是每个人身体里都有的内源性物质,因由肾上腺皮质分泌,且调节糖代谢而得名。糖皮质激素在较大剂量下有很强大的抗炎作用,能保护机体不受炎症反应侵害,同时还能够抑制免疫反应,抗休克,因此用于治疗多种感染性疾病,自身免疫病等疾病。

与此同时,糖皮质激素会对脂肪代谢有很大的影响,它可以迅速引起脂肪组织的分解,而且可以改变脂肪在身体上的分布部位,使得脂肪主要集中在躯干部位,如胸腹部、后颈部、锁骨上以及腹腔内的肠系膜等处,而四肢的脂肪堆积相对较少,两者比例严重失调,表现为腹型肥胖。所以,当某些原因造成皮质醇分泌过多,也就是患了皮质醇增多症时,主要的临床表现就是腹部型肥胖,也叫向心性肥胖。

说到这里,有人可能会想起 2002 年严重急性呼吸综合征(SARS)大流行的时候,很多患者因为使用大剂量激素冲击而导致严重的不良反应。即使是幸运地坚持度过 SARS 病毒感染期的患者,可能也面临着终身的痛苦,包括严重骨质疏松、高血压、糖尿病、肝脏损伤等,同时还出现激素典型的不良反应,表现为满月脸、水牛背、向心性肥胖、痤疮等。因此,就导致了很多人对激素敬而远之,甚至到了谈激素色变的地步。但是在这里不能忽视的是,这些不良结果都是大剂量长期应用糖皮质激素才会出现的问题。

实际上,对于妊娠过程,糖皮质激素也存在一定益处,例如在胚胎着床过程中防止母体对胚胎的免疫排斥作用,抑制子宫内自然杀伤细胞的作用,所以小剂量短期正确使用糖皮质激素,一般情况下不会产生肥胖等严重后果,反而会对正常妊娠起到一定辅助作用,但是前提条件一定是安全、合理、正确的使用。

(阮祥燕　阴赪宏　田玄玄　张　颖　殷冬梅)

第二章

你的月经真的正常吗

很多人因月经少走进医院,月经多误以为是卵巢功能好的标志而延误诊断,本章教你自我正确认识与判断月经是否异常。

13. 你知道月经的"真面目"吗

月经是女性的重要特征,在日常生活中人们常常将月经来潮含蓄地称为:"女孩子时间""红灯亮了""小红来了""大姨妈到""姨妈到""亲戚到""好朋友来""那个来"等。其中"小红""大姨妈""姨妈""亲戚""那个"都暗指经血。

女人每个月都会来月经,但您知道什么是正常月经吗?您的月经正常吗?

月经是指伴随卵巢周期性变化而出现的子宫内膜周期性脱落及出血,经阴道排除的过程(图 2-1)。有规律的月经出现也是女性生殖内分泌功能成熟的重要标志。

月经血的特征是:①颜色呈暗红色,除血液外,还有子宫内膜碎片、炎性细胞、宫颈黏液及脱落的阴道上皮细胞。月经血的75% 来自动脉,25% 来自静脉。②由于纤维蛋白溶酶对纤维蛋白的溶解作用,导致月经血具有高纤溶活性,有利于经血和组织

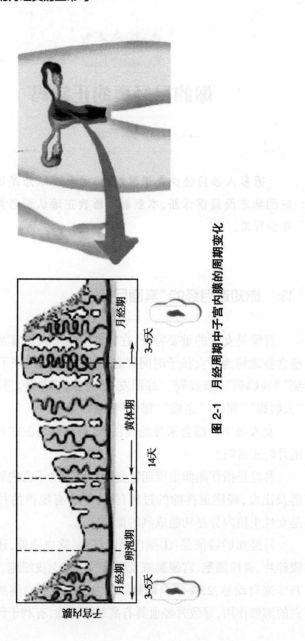

图 2-1　月经周期中子宫内膜的周期变化

纤维的液化和排出。通常月经血不凝,如出血速度过快也可形成血块。

正常月经具有周期性。出血第一天为月经周期的开始,两次月经第一天的间隔时间称一个月经周期,一般为21~35天,平均28天。每次月经的持续时间称月经期,一般为3~7天,平均4~6天。

月经属生理现象,月经期一般无特殊症状,有些妇女可出现下腹及腰骶部不适,少数妇女可有头痛等症状。

了解月经期的保健知识对女性的健康非常重要。首先,在月经来潮期间应注意饮食调节,忌食辛辣刺激、过咸以及生冷食物,要多饮温水,保持大便通畅。其次,要多加注意经期保暖,防止受凉。另外,还要注意调节情绪,保持心情愉悦,避免精神刺激和情绪波动;注意劳逸结合,选择适当的锻炼方式如散步等,避免过于劳累。最后,要注意经期卫生,每日清水清洁外阴,避免经期性生活,注意预防感染。当月经时间或月经量出现异常时应去专业的妇科内分泌专科或妇科进行检查,明确病因,及时得到正确诊断和科学的治疗。

14. 女孩应该多大来月经

您还记得女儿第一次来月经时年龄有多大吗?少女第一次来月经是青春期开始的重要标志之一,通过初潮的时间也可以判断孩子身体发育是否正常。如果女儿第一次来月经的时间过早或延迟,作为父母又该如何处理呢?

少女第一次来月经临床上称作“初潮”(图2-2),年龄多在13~15岁,也可能早在11~12岁,迟至15~16岁。16岁以后尚

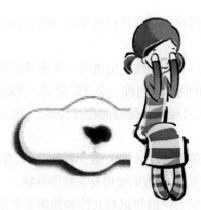

图 2-2 月经初潮

未来月经应当引起重视,尽快查明原因。

初潮的年龄主要受遗传因素控制,也与营养、体质状况等因素有关。近年来,初潮的年龄有提前趋势。如过早出现初潮可能患有性早熟疾病,而初潮推迟则可能患有青春发育延迟性疾病。

(1)性早熟疾病:性早熟是指性成熟的开始年龄显著提前。女孩 8 岁以前出现女性第二性征(如乳房发育)或 10 周岁前月经来潮则可判断为女性性早熟。治疗方法主要有:消除病因,抑制性发育,改善最终身高,管理情绪变化,必要时进行健康教育和性教育。抑制性发育的药物对性发育抑制有理想效果,但对身高的增加无抑制作用。近年应用GnRH(促性腺激素释放激素)激动剂可抑制性过早发育。同时,对患儿和家长均要进行心理疏导和医学知识介绍,解除思想顾虑,积极配合治疗。

(2)青春期发育延迟疾病:通常指女孩在 13 岁以后仍未出现乳房发育,或 15 岁时仍无月经初潮,或乳房发育后 5 年仍无月经初潮,则应考虑为青春发育延迟(delayed puberty)。如果到了 17 岁还无第二性征发育,则应警惕可能存在疾病,可能并不是青春期生理性延迟。治疗方法:需要鉴别发病原因,纠正不健康的生活方式,去除病因,青春期会自然来临。由于体质原因发病者可采取等待观察的方法。由于功能异常原因引起者可用激素补充治疗促使性征发育、"月经"来潮或促使患者生长。规则的"月经"来潮对年轻女性的性心理状态很重要。身体发育状况不正常,会对孩子的社交关系与心理健康带来消极影响。父母要多留心观察孩子是否有青春期发育过早或延迟的现象,一旦发现孩子有性早熟或发育延迟的信号,应尽早带到正规医院就诊、治疗,专家制订个体化方案。

15. 月经量多少为正常? 如何判断月经量

　　每个成年女性都会经历月经来潮。而月经按时到来,仿佛就是一个女人身体健康的信号,每个女性月经的周期、月经量、月经时间也都各不相同。有的女性每次月经量都很多,而有的女性每次就只有一点点,没什么感觉就过去了。女人们总会不自觉的与别人比较自己的月经量是多还是少,经过比较有些人就会问自己的身体是不是不正常了?

　　那么,究竟多少月经量才是正常的? 月经量为一次月经期的总失血量,即从月经来潮的第一天至最后一天的总量。医学上定义正常月经量范围为 5~80ml。每次月经量少于 5ml 为月经过少,多于 80ml 为月经过多。生活中我们可通过肉眼观察卫生巾上经血的面积来判断经量的多少,即月经失血图法(pictorial blood loss assessment chart,PBAC)如图 2-3 所示。按照卫生巾上经血的面积,我们给每个卫生巾评个分(图 2-3)。当月经期使用的全部卫生巾评分加在一起,总分≥100 分时,就认为月经期的月经总量≥80ml,属于月经过多了。或者粗略估计,按照一片日用卫生巾全部湿透出血量为10ml,如整个月经期湿透的卫生巾超过8片就可以认为月经量过多;如整个月经期湿透的卫生巾不到1片,就可以认为月经量过少。

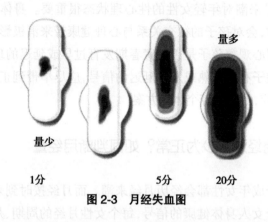

量多

量少

1分　　　　　　5分　　20分
图2-3　月经失血图

　　因此,平时留意卫生巾上的经血情况能够指导您对月经量的判断。当达到上述月经过多或月经过少诊断标准时,建议您来医院及时就诊。

16. 你的月经规律吗？如何判断月经周期是否正常

　　在门诊就诊的患者中,有不少女性对自身的月经什么时间来,多久来一次回答不上来,总是模糊的说"就是不正常"。那么,什么样的月经才算正常月经呢?

　　在医学上,正常月经包括:周期频率、周期规律性、经期长度和出血量四个要素。其中任何一项出现异常均称为异常子宫出血。阴道出血的第1日为月经周期的开始,上一次月经第1日到下一次月经的第 1 日的间隔时间称一个月经周期（menstrual cycle），正常为 21~35 天，平均为 28 天。每次月经持续时间称经期，正常时 <7 天。经量为一次月经的总失血量，正常为 5~80ml。正常月经包含的指标以及标准详见表 2-1。

表 2-1 正常月经包含的指标以及标准

月经是否正常的指标	术语	范围
周期频率	月经频发	<21 天
	月经稀发	>35 天
周期规律性（近 1 年的月经周期提前或者延后的时间）	规律月经	提前或者延后 <7 天
	不规律月经	提前或者延后 ≥7 天
	闭经	≥6 个月无月经
经期长度	经期延长	>7 天
	经期过短	<3 天
月经量	月经过多	>80ml
	月经过少	<5ml

参照上表月经周期的频率、规律性、经期长度和出血量四个要素的指标，如果女性朋友们的月经周期提前或推后不超过一周都是在正常范围的。月经不正常的女性将自己的月经情况详细记录并提供给医生，对于疾病的诊断和治疗有非常重要的意义。

 17. 排卵期出血是怎么回事

有不少女性因为"一个月来两次月经"而焦虑地跑到医院

就诊。通常是月经规律的患者在月经过后一周左右,即月经的中期出现阴道少量的出血,有些人还伴有下腹的隐痛。那么,这种情况究竟是怎么回事?

在医学上将这种现象称为"排卵期出血"。它常常在有规律的两次月经中间,即排卵期出现。多为肉眼可见的阴道出血,大部分女性出血量极少,仅表现为点滴出血或白带中带血,极少数也可达到月经量;持续时间可为几小时,或 3~5 天,但少数也可达 7 天以上,严重者可淋漓不净直至下次月经来潮。同时可伴有一侧轻微腹胀痛、隐痛或腰酸。以上症状的出现可连续每月发生,也可间隔无规律地发生。

导致"排卵期出血"的原因有:①由于成熟的卵泡破裂排卵后,雌激素水平急剧下降,不能维持子宫内膜生长,引起子宫内膜脱落从而发生突破性少量出血;②在排卵期,成熟的卵泡分泌较多的雌激素,导致子宫内膜充血引起出血。

那么,出现"排卵期出血"我们该怎么办呢?

首先,在"排卵期出血"期间应避免过度劳累,适当休息;其次,要注意局部清洁,防止感染;第三,要保持情绪稳定,张弛有度;最后,腹痛不重时可以局部热敷,但当严重腹痛时建议及时就诊。同时,建议平时适当进行体育锻炼;在排卵期前后(一般在两次月经之间,基础体温上升之时),建议避免食辛辣等刺激性食品。

当然,这种现象也是一种生理现象,因个体差异,只有部分人会出现排卵期出血现象。如果出血时间短、量少、不影响日常生活时,可不必太在意。排卵期出血一般不需要治疗,大都能自然缓解,多不影响健康和生育。但是,一部分排卵期出血可能是由于子宫内膜病变所致,要注意排除。

18. 子宫内膜息肉是怎么形成的? 需要治疗吗

随着人们健康意识的提高,盆腔超声发现子宫内膜息肉的女性也越来越多。那么,子宫内膜息肉是怎么形成的呢? 发现子宫内膜息肉后我们该怎么办呢?

子宫内膜息肉是子宫内膜局部间质、腺体等过度增生导致,数量上可呈单发也可是多发,直径从数毫米到数厘米不等,如图 2-4 所示,形态上可以无蒂或有蒂,大多数子宫内膜息肉为良性。

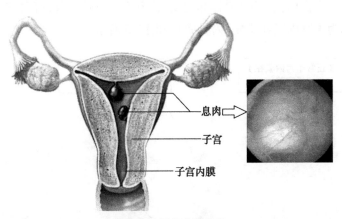

图2-4 子宫内膜息肉

子宫内膜息肉是一种常见的妇科疾病,症状主要表现有月经量增多、不规则阴道出血、经间期出血、月经时间延长等,也是女性不孕的常见原因之一。子宫内膜息肉的形成原因与多种因素有关,如:子宫内膜异位症、长期慢性炎症、服用他莫昔芬、无孕激素对抗的雌激素导致子宫内膜过度增生等。出现月经异常表现可能与息肉间质充血、静脉淤滞所导致的顶端坏死、出血有关,也有极少数与息肉发生恶变有关。子宫内膜息肉恶变并不常见,但是临床常规要进行病理学检查。有 25% 的子宫内膜息肉通过保守治疗可以自然消退。症状明显且不能自然消退的患者,最常用的治疗方法是宫腔镜下子宫内膜息肉切除术。术后要注意复查及时发现子宫内膜息肉的复发可能。当不能除外恶变时,建议积极切除进行病理检查明确诊断,以免延误治疗。

19. 子宫内膜异位症有哪些表现

子宫内膜组织(腺体和间质)出现在子宫体以外的部位时,称为子宫内膜异位症(内异症),如图 2-5 所示。

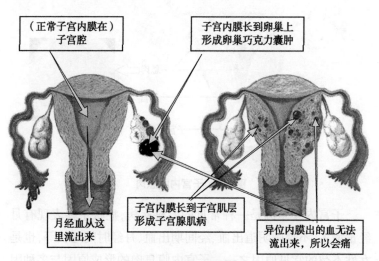

（正常子宫内膜在）子宫腔

子宫内膜长到卵巢上形成卵巢巧克力囊肿

月经血从这里流出来

子宫内膜长到子宫肌层形成子宫腺肌病

异位内膜出的血无法流出来,所以会痛

图 2-5 子宫内膜异位症

近年来,子宫内膜异位症的发病率不断升高,已经成为妇科常见病、多发病。异位内膜可侵犯全身任何部位,但绝大多数位于盆腔脏器和壁腹膜,以卵巢、宫骶韧带最常见,其次为子宫及其他脏腹膜、直肠阴道隔等部位。

子宫内膜异位症是激素依赖性的疾病,生育期是其高发阶段,其中 76% 在 25~45 岁。近年来发病率呈明显上升趋势,在慢性盆腔痛及痛经患者中的发病率为 20%~90%,25%~35% 不孕患者与子宫内膜异位症有关,妇科手术中有 5%~15% 患者被发现有内异症存在。其中常见临床表现分为以下几种:

(1)下腹痛和痛经:疼痛是内异症的主要症状,如图 2-6 所示,典型症状为继发性痛经、进行性加重。疼痛多位于下腹、腰骶及盆腔中部,疼痛严重程度与病灶大小不一定呈正比。少数患者可表现为持续性下腹痛,经期加剧。但有 27%~40% 患者无痛经,因此痛经不是内异症诊断的必需症状。

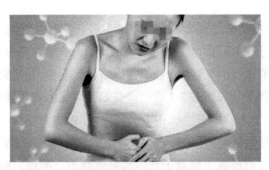

图 2-6　子宫内膜异位症典型症状——腹痛

(2)不孕:内异症患者不孕率高达 40%。引起不孕的原因复杂,如盆腔微环境改变影响精卵结合及运送、免疫功能异常导致抗子宫内膜抗体增加而破坏子宫内膜正常代谢及生理功能、卵巢功能异常导致排卵障碍和黄体形成不良等。

（3）性交不适：多见于直肠子宫陷凹有异位病灶或因局部粘连使子宫后倾固定者。性交时碰撞或子宫收缩上提而引起疼痛，一般表现为深部性交痛，月经来潮前性交痛最明显。

（4）月经异常：15%~30%患者有经量增多、经期延长或月经淋漓不尽或经前期点滴出血。

（5）急腹症：卵巢子宫内膜异位囊肿破裂时，可发生急腹症。多发生于经期前后、性交后或其他腹压增加的情况。

（6）其他特殊症状：盆腔外任何部位有异位内膜种植生长时，均可在局部出现周期性疼痛、出血和肿块，并出现相应症状。剖宫产或会阴侧切术后数月至数年出现周期性瘢痕处疼痛和包块，并随时间延长而加剧。

20. 巧克力囊肿是怎么回事？需要手术吗

在诊室常常见到女性患者拿着盆腔超声报告焦急的提问："医生，我患有巧克力囊肿，这是什么病啊？我该怎么办呢？"

"巧克力囊肿"又称卵巢子宫内膜异位囊肿，是子宫内膜异位症的其中一种，如图2-7所示。是妇科常见的卵巢肿物之一。正常情况下子宫内膜生长在子宫腔内，受体内女性激素作用的影响，每月脱落一次，形成月经。如果有生长功能的子宫内膜异位到卵巢，就形成了卵巢子宫内膜异位囊肿。异位内膜可侵犯全身任何部位，卵巢是发生异位内膜最常见的器官之一，每次月经期异位内膜病灶都会有出血，使卵巢体积逐渐增大，形成内含积血的囊肿。随着时间延长，囊肿内积存的血液陈旧呈褐色，量逐渐增多，黏稠呈糊状，形似巧克力液体，故又被形象的称为"巧克力囊肿"。

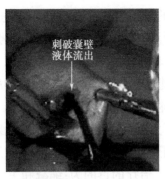

刺破囊壁
液体流出

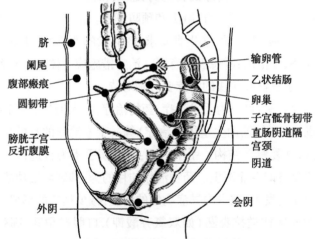

脐
阑尾
腹部瘢痕
圆韧带
膀胱子宫
反折腹膜
外阴

输卵管
乙状结肠
卵巢
子宫骶骨韧带
直肠阴道隔
宫颈
阴道
会阴

子宫内膜异位症的发生部位

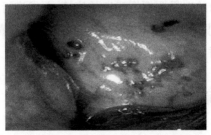

图 2-7 卵巢巧克力囊肿及子宫内膜异位症

巧克力囊肿的典型症状为继发性痛经、进行性加重。疼痛多位于下腹、腰骶及盆腔中部,有时可放射至会阴部、肛门及大腿,常于月经来潮时出现,并持续至整个经期。部分患者出现同房疼痛。有40%患者出现不孕。15%~30%的患者有经量增多、经期延长或月经淋漓不尽或经前期点滴出血。囊肿在月经期内出血增多,腔内压力大,特别是近卵巢表面的囊壁易反复破裂。可以导致卵巢与子宫、周围肠管等组织紧密粘连。

"巧克力囊肿"治疗的目的为:缩减和去除病灶,减轻和消除疼痛,治疗和促进生育,减少和预防复发。治疗方案要考虑以下因素,包括:①年龄;②生育要求;③症状的严重性;④既往治疗史;⑤病变范围;⑥患者的意愿。治疗措施应个体化。对盆腔疼痛、不孕及盆腔包块的治疗要分别对待。

治疗方法:可分为手术治疗、药物治疗、介入治疗、中药治疗及辅助治疗(如辅助生殖技术治疗)等。手术治疗的目的是:切除病灶,恢复解剖结构。手术方式:腹腔镜手术为首选,具体手术方式要咨询专业医生。药物治疗的目的为:抑制卵巢功能,阻止内异症的发展,减少内异症病灶的活性,减少粘连的形成。主要分为非甾体类抗炎药(如双氯芬酸钾)、口服避孕药、高效孕激素、雄激素衍生物以及促性腺激素释放激素激动剂(GnRH-a)五大类。药物的选择要根据患者的病情、要求进行选择,并要注意每种药物副作用不同。值得注意的是,巧克力囊肿是需要长期管理的疾病,否则有复发、进展的可能。

21. 不排卵会引起月经异常吗

"不排卵"是一种常见的内分泌疾病。除了有不孕的表现之外,患者的主要症状就是月经失调,例如月经过少、月经稀发或者闭经等。在某些原因的影响下,卵泡发育到一定程度后不再继续发育成熟,就不会排卵。但是卵泡还在产生雌激素,而雌激素会使子宫内膜出现增生。然后卵泡又会出现萎缩,从而造成雌激素水平下降,子宫内膜缺少了雌激素的刺激,因而出现子宫内膜脱落,表现为阴道出血现象,即月经异常。如何发现不排卵呢? 首先,要注意月经周期的变化。正常月经周期为21~35天,通过基础体温(BBT)的测定可以了解卵巢排卵的规律,是简便易行的方法。通常在早晨起床前测量体温。女性的基础体温随月经周期而发生变动,在整个月经周期中呈双相型,在卵泡期内体温较低,排卵日最低,排卵后升高 0.3~0.6℃。如果体温没有升高,经期总是拖延,甚至几个月一次,或者总是不准时,应及早就医。其次,要控制好体重,适当锻炼,作息时间有规律。肥胖或者过瘦、熬夜或者过劳都会影响内分泌系统的协调。控制体重,有规律地生活,有助于排卵障碍的治疗。最后,要注意合理配置饮食结构,多食新鲜的蔬菜、水果。富含咖啡因的饮料,如咖啡、浓茶、可乐一般建议不宜过量食用。当然,不良的生活习惯,如吸烟、饮酒,不论男女都会影响生育力,也会影响到女性的正常月经。在准备生育时应该戒烟、戒酒,同时饮食上避免摄入太多的高热量食物。

22. 子宫肌瘤会引起月经异常吗? 如何防治

不少女性谈"瘤"色变,一听到自己患有子宫肌瘤就寝食难安,不知如何是好。常常因为过度紧张而患上了"焦虑、抑郁"等心理疾病。

首先,子宫肌瘤是女性生殖器官最常见的"良性"肿瘤,一般认为,已存在的子宫平滑肌瘤恶变发生率<0.50%。子宫肌瘤可以生长在子宫不同位置,如图 2-8 所示。

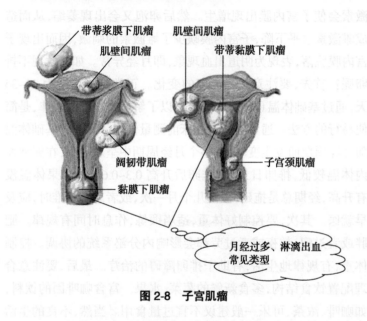

月经过多、淋漓出血常见类型

图 2-8 子宫肌瘤

最常见的能引起月经异常的子宫肌瘤类型有子宫黏膜下肌瘤和巨大的子宫肌壁间肌瘤。月经异常也有多种表现,如:月经量增多、月经期持续时间延长、不规则阴道反复出血、阴道出血时多时少且淋漓不断等,有些女性还可伴有阴道分泌物明显增多、下腹部可触及明显增大的包块以及下腹部隐痛。

由于子宫黏膜下肌瘤、肌壁间肌瘤或多个肌壁间肌瘤随着子宫的增大宫腔内膜面积也随之增加,来月经时子宫内膜脱落面大,修复时间较长而造成月经期出血多,月经时间长;另外,由于肌壁间有肌瘤的存在妨碍子宫有效宫缩来控制出血,继而使阴道出血量更加增多。

对于有月经过多的子宫肌瘤患者,主要的治疗方式有:①药物治疗:适用于症状轻、近绝经年龄或全身情况不宜手术者。治疗子宫肌瘤的药物可以分为三大类:一类只能改善月经过多的症状,不能缩小肌瘤体积,如复方口服避孕药(COC)、左炔诺孕酮宫内缓释系统(曼月乐)、氨甲环酸、非甾体类抗炎药(NSAID)等。第二类,既可改善贫血症状,又能缩小肌瘤体积,如促性腺激素释放激素激动剂(GnRH-a)和米非司酮等。GnRH-a 长时间使用可产生绝经相关症状、骨质疏松等副作用,故不建议长期用药。第三类,某些中药或中成药物,如宫瘤宁等。②手术治疗适用于药物治疗无效者,包括:月经过多导致继发贫血;压迫症状包括尿频、排尿困难、排便困难等;子宫肌瘤合并不孕、子宫肌瘤患者准备妊娠时若肌瘤直径≥4cm 建议剔除;绝经后未行激素补充治疗但肌瘤仍生长。

综上所述,检查出自己患有子宫肌瘤的女性,不必过度惊慌。尽早寻求医生帮助,找到适合自己的治疗方式,保持积极乐观的心态,积极配合医生治疗。

23. 你知道什么是子宫腺肌病吗? 会影响月经吗

常常遇到门诊就诊的患者拿着盆腔超声的报告,问道:"医生,什么是'子宫腺肌病'呢?"

子宫腺肌病是子宫内膜腺体和间质侵入子宫肌层形成弥漫或局限性的病变,如图 2-9 所示,与子宫内膜异位症一样,属于妇科常见病,也见于不少疑难病例。子宫腺肌病在 30~50 岁的经产妇多见,但近些年呈逐渐年轻化趋势,其病因认为主要与子宫内膜基底层的损伤导致子宫内膜侵入子宫肌层生长有关,如:多次妊娠及分娩、人工流产术、慢性子宫内膜炎等;另外,一些高水平雌孕激素刺激,也可能是促进内膜向肌层生长的原因之一,因此常可见合并存在子宫肌瘤、子宫内膜增生等疾病。

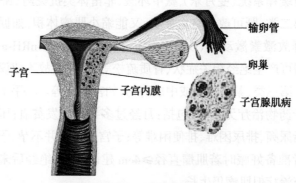

图 2-9　子宫腺肌病

有 75% 患有子宫腺肌病女性出现典型的症状,主要表现为进行性加重的痛经和月经异常,月经异常主要有:经期延长、月经量增多、月经前后淋漓不尽的阴道出血,严重影响生活质量。月经异常主要是因为子宫体积增大,子宫腔内膜面积增加以及子宫肌壁间病灶影响子宫肌纤维收缩引发的。严重的患者可以导致贫血。但也有约 1/3 的女性并无典型症状。

子宫腺肌病的治疗方案需要结合患者的年龄、症状以及有无生育要求进行个体化选择。①对于症状较轻、有生育要求、近绝经期的患者,可以选择药物治疗,包括:达那唑、孕三烯酮、GnRH-a 或左炔诺孕酮宫内缓释系统(曼月乐)治疗,均可缓解症状。痛经者也可选择非甾体抗炎药对症处理。GnRH-a 还可作为术前缩小病灶以及减少术后复发的治疗。但停药后症状可再次出现。②手术治疗：对于年轻、有生育要求的腺肌瘤的女性可以试行病灶切除术或高强度聚焦超声治疗，但术后有复发的可能，妊娠期间也有子宫破裂的风险；而症状重，年龄偏大，无生育要求、药物治疗无效的女性可以选择全子宫切除术。

对于子宫腺肌病来说，预防疾病的发生很重要。首先，育龄期女性要做好避孕措施和生育计划，避免不必要的人工流产术和刮宫术。有妇科疾病时要尽早就医。其次，月经期间要做好自身的保健、避免剧烈的运动、调整情绪，保持积极乐观的心态。最后，要保持健康的生活方式如：合理搭配饮食、忌烟忌酒、保持充足的睡眠等。

24. 月经过多与血液系统疾病有关系吗

虽然血液系统疾病不是导致女性月经过多的常见原因，但有报道指出，月经过多的妇女中约 13% 有全身性凝血功能异常。引起全身凝血功能异常的疾病包括再生障碍性贫血、各类型白血病、各种凝血因子异常、各种原因造成的血小板减少、血管性血友病等。这些血液病患者常表现为月经过多，也常合并身体其他部位的出血表现，如伤口出血不止、流鼻血或牙龈出血以及产后或术后出血。有些育龄期妇女由于血栓性疾病、肾透析或放置心脏支架而必须终生应用药物抗凝治疗，因而也可能导致凝血功能异常，出现上述症状。2014 年我国《异常子宫出血诊断与治疗指南》指出，对于月经过多的患者要重视潜在凝血异常的线索，包括：①初潮起月经过多；②既往有产后、外科手术后或口腔科操作相关的出血；③每月 1~2 次淤伤、每月 1~2

次鼻出血、经常牙龈出血、有出血倾向家族史。

有血液疾病的月经过多患者,治疗首先要与血液科医生协商,以血液科治疗为主,妇科内分泌专家协助管理月经过多症状。妇科治疗首选药物治疗。药物治疗失败或原发病无治愈可能时,在血液科控制病情、改善全身状况后可考虑行手术治疗。手术治疗包括子宫内膜切除术和子宫全切除术。

 25. 引起异常子宫出血的恶性生殖系统肿瘤有哪些？怎样治疗

尽管恶性生殖系统肿瘤并不是引起异常子宫出血的最常见原因,但是此类疾病对患者的生存和生活质量都非常重要。可以引起异常子宫出血的女性生殖系统恶性肿瘤主要有:子宫内膜癌、宫颈癌、卵巢癌、输卵管癌、子宫肉瘤、阴道癌、外阴癌等,如图 2-10 所示。恶性肿瘤的异常子宫出血模式可以表现为:月经周期缩短或不规则、月经量增多、经期时间延长、阴道出血淋漓不尽等,部分患者可伴有下腹隐痛和腰骶部坠胀痛,阴道分泌物增多或有臭味等。因此,出现异常子宫出血表现要及时就诊,尽早明确是否患有恶性肿瘤疾病,以便及早给予适当的治疗。生殖系统恶性肿瘤的治疗以手术为主,但要根据不同的疾病类型、疾病的分期、患者的年龄、有无生育要求及患者身体的一般状况,制定个体化的治疗方案。及时诊断,给予规范的手术治疗,必要时术后辅以放疗、化疗等治疗。但对年轻有生育需求的患者要注意对卵巢功能及生育力的保护,详见本书第八章"卵巢早衰与卵巢组织冻存移植"。

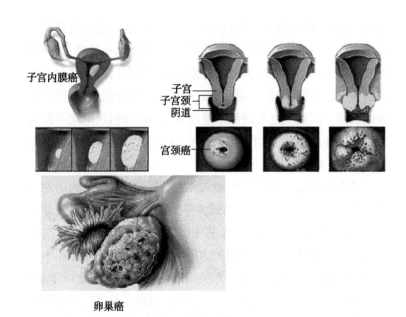

图 2-10　女性生殖系统恶性肿瘤

26. 青春期月经不规律需要治疗吗

　　青春期的女孩经常不好意思谈论自己月经的情况,常见症状是好几个月没有月经来潮,来一次又持续一个月都不干净。很多家长也认为女孩还小,再过两年自然就好了,因此也忽视了孩子的治疗。青春期常常出现月经不规律,但月经不规律是不正常的,需要到专业的妇科内分泌门诊进行诊治。

　　月经是由于子宫内膜在卵巢产生的雌激素、孕激素的共同作用下每个月有规律的脱落而形成的。少女初潮,仅仅是生殖系统开始工作的表现,青春期少女因下丘脑 - 垂体 - 卵巢轴发育不成熟,卵巢不能规律地排卵,使孕激素产生缺乏,因此在初潮的一段时间内,月经周期往往不太规律,出现月经期持续时间长等表现。有些少女还可由于学习压力大、生活不规律、饮食习惯和生活环境不良等原因加重这些变化。初潮转为正常的月经周期,一般在两年以内。对这种月经周期不规律的现象,要有充分的认识。但是一旦出现月经量过多、经期时间长、淋漓不断等表现可发生继发性贫血而影响少女的生长发育和健康,也需要倍加重视,及时就医。

青春期少女异常子宫出血的治疗以止血、调整月经周期为主。首先是止血:根据出血量选择不同治疗方法,性激素为首选药物,复方短效口服避孕药是其中常用药物之一。对大量出血的患者为尽快止血而用药量较大时,需要患者在治疗过程中按时就诊,以便观察病情,及时调整用药剂量。其他药物治疗:可用氨甲环酸片止血、口服铁剂纠正贫血、出血多及贫血严重时可输血;同时适当应用抗生素预防感染。其次为调整月经周期:应用激素止血后,必须调整月经周期,这是治疗的根本,也是巩固治疗预防复发的重要一步。常用的有雌、孕激素序贯法:连续 3 个周期为一疗程。孕激素法:于月经周期后半期口服孕激素,酌情应用 3~6 个周期。口服避孕药法:能很好地控制周期,部分患者根据病情无避孕药禁忌证者可能需要长期应用。

要注意的是,青春期异常子宫出血停药后可能出现复发,因此规范的治疗和长期的管理对少女的健康非常重要。

27. 更年期"乱经"正常吗

很多女性到了四十多岁出现"月经乱来"现象,也就是人们俗话说的"乱经"。这是女性在更年期常见的现象,但是此症状是不正常的,需要治疗。

　　进入更年期的女性会伴随着各种不适的症状,有的轻,有的重,如:月经紊乱、潮热、出汗、易激动、烦躁、疲倦、失眠、头痛、抑郁等症状,如图 2-11 所示。月经紊乱可以表现为:①月经稀发:月经周期间隔时间长,由正常 21~35 天变为 2~3 个月或更长的时间月经来潮一次。经量可正常或较前减少。随后月经间隔时间逐渐延长到 4~5 个月或半年行经一次,最后则完全停止。②月经周期及经期紊乱:从正常的月经周期变为不定期的阴道出血,有时经期延长或变为持续性阴道出血,淋漓不断达 1~2 个月不止;也可发生大量阴道出血,继发出现贫血、面色萎黄、全身乏力、心慌气短等。有时在月经完全停止之前可以经历数年反复出现的异常子宫出血。在此过程中,尚有部分患者会有子宫内膜病变可能。

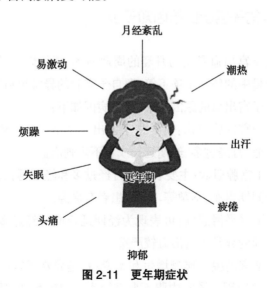

图 2-11　更年期症状

更年期女性的月经紊乱,需要专业的妇科内分泌医生给予治疗和长期进行管理。主要治疗原则以止血、调整月经周期、减少月经量、防止子宫内膜癌变为主。根据病情有些患者需要进行宫腔镜检查及诊刮术以排除子宫内膜病变。排除子宫内膜病变后,更年期月经紊乱的患者止血治疗以性激素药物为主,辅助止血的药物有氨甲环酸等,同时出现贫血的患者给予纠正贫血治疗甚至需要输血治疗,出血时间长者酌情给予抗生素预防感染。调整周期的方法在排除禁忌证后主要是后半期孕激素治疗,同时有需要的患者可进行激素补充治疗。在药物治疗无效或有药物治疗禁忌证的患者,反复出现月经量多导致严重的贫血时,可考虑子宫内膜切除术或切除子宫。同时,还要管理患者的其他更年期的症状,以提高患者的生活质量。

28. 异常子宫出血原因知多少

异常子宫出血是指与月经的周期频率、规律性、经期长度、经期出血量中的任何 1 项不符、源自子宫腔的异常出血。

异常子宫出血的原因复杂,主要病因如下:

(1)子宫内膜息肉:占异常子宫出血 21%~39%,常表现为经间期出血、月经过多、经期延长或者不规则出血。

(2)子宫腺肌病:主要表现为月经过多和经期延长,部分患者可有经间期出血、不孕等。多数患者有痛经。

(3)子宫平滑肌瘤:可表现为经期延长或月经过多。黏膜下肌瘤引起的异常子宫出血较严重。

(4)子宫内膜不典型增生和恶变:它是异常子宫出血中少见而重要的原因。子宫内膜不典型增生是癌前病变,随访 13.4

年癌变率为 8%~29%。常见于多囊卵巢综合征（PCOS）、肥胖、应用他莫昔芬的患者,偶见于有排卵而黄体功能不足者,临床主要表现为不规则子宫出血,可与月经稀发交替发生。少数为经间期出血,患者常有不孕。对于年龄 >45 岁、长期不规则子宫出血、有子宫内膜癌高危因素（如高血压、肥胖、糖尿病等）、B 超提示子宫内膜过度增厚回声不均匀、药物治疗效果不显著者应行诊刮并行病理检查,有条件者首选宫腔镜直视下活检。

（5）全身凝血相关的疾病:包括再生障碍性贫血、各类型白血病、各种凝血因子异常、各种原因造成的血小板减少等全身性凝血机制异常。有报道月经过多的妇女中约 13% 有全身性凝血异常。

（6）排卵障碍:包括稀发排卵、无排卵及黄体功能不足,主要由于下丘脑 - 垂体 - 卵巢轴功能异常引起,常见于青春期、绝经过渡期、生育期,也可因多囊卵巢综合征、肥胖、高催乳素血症、甲状腺疾病等引起。常表现为月经量、经期长度、周期频率、规律性的异常,有时会引起大出血和重度贫血。

（7）子宫内膜局部异常:包括子宫内膜炎症、感染、炎性反应异常和子宫内膜血管生成异常。

（8）医源性的原因:指器官移植等应用抗凝药物者、放置宫内节育器或服用含有激素类的保健品等。

（9）未分类的异常子宫出血:个别患者可能与其他罕见的因素有关,如动静脉畸形、剖宫产术后子宫瘢痕缺损、子宫肌层肥大等,但目前尚缺乏完善的检查手段作为诊断依据;也可能存在某些尚未阐明的因素。

29. 16 岁没来月经,这正常吗

最近,一位妈妈带着刚上高中的女儿小晓来问诊,女孩已经 16 岁了,同龄的小伙伴都已经早早来了月经,只有她一直没有来。

一开始,小晓的妈妈并没有在意,以为只是孩子发育得比较晚,但现在孩子都要上高中了,还是没有来月经。

于是,小晓的妈妈赶紧带孩子来医院检查,看孩子是不是哪里出了什么问题? 属于正常吗?

答案是:不正常,此为原发性闭经。

原发性闭经是指女性年过 14 岁,女性性征未发育,或年过 16 岁,女性性征已发育,但无月经来潮。

原发性闭经较少见,多为遗传原因或先天性发育缺陷引起。约 30% 患者伴有生殖道异常。根据女性性征的发育情况,分为第二性征存在和第二性征缺乏两类。

(1)第二性征存在的原发性闭经

1)米勒管发育不全综合征:占青春期原发性闭经的 20%。染色体核型正常,为 46,XX。有排卵,外生殖器、输卵管、卵巢及女性第二性征正常。主要异常表现为始基子宫或无子宫、无阴道。约 15% 伴肾异常,40% 有双肾集合系统异常,5%~12% 伴骨骼畸形。

2)雄激素不敏感综合征:又称睾丸女性化完全型。为男性假两性畸形,染色体核型 46,XY,性腺为睾丸,位于腹腔内或腹股沟。睾酮水平在男性范围,表型为女型。致青春期乳房隆起丰满,但乳头发育不良,乳晕苍白,阴毛、腋毛稀少,阴道为盲

端,较短浅,没有子宫及输卵管。

3）对抗性卵巢综合征:或称卵巢不敏感综合征。其表现有:①卵巢内多数为始基卵泡及初级卵泡;②内源性促性腺激素,特别是 FSH 升高;③卵巢对外源性促性腺激素不敏感;④临床表现为原发性闭经。

4）生殖道闭锁:任何生殖道闭锁引起的横向阻断,均可导致闭经:如阴道横隔、无孔处女膜等。

5）真两性畸形:非常少见,同时存在男性和女性性腺,染色体核型可为 XX,XY 或嵌合体。

（2）女性性征缺乏的原发性闭经

1）低促性腺激素性腺功能减退:最常见为体质性青春发育延迟,其次为嗅觉缺失综合征,为下丘脑 GnRH（促性腺激素释放激素）先天性分泌缺乏,同时伴嗅觉丧失或减退。临床表现为原发性闭经,女性第二性征缺如,嗅觉减退或丧失,但女性内生殖器分化正常。

2）高促性腺激素性腺功能减退:原发于性腺衰竭所致的性激素分泌减少可引起反馈性 LH 和 FSH 升高,常与生殖道异常同时出现。

①特纳综合征:属于性腺先天性发育不全。表现为原发性闭经,卵巢不发育,身材矮小,第二性征发育不良,常有蹼颈、盾胸、后发际低、腭高耳低、鱼样嘴、肘外翻等特征,可伴主动脉缩窄及肾、骨骼畸形、自身免疫性甲状腺炎、听力下降及高血压等。
② 46,XX 单纯性腺发育不全:体格发育无异常,卵巢呈条索状无功能实体,子宫发育不良,女性第二性征发育差,但外生殖器为女型。

3）46,XY 单纯性腺发育不全:主要表现为条索状性腺及原发性闭经。具有女性生殖系统,但无青春期性发育,女性第二性征发育不良。由于存在 Y 染色体,患者在 10~20 岁时易发生性腺母细胞瘤或无性细胞瘤,故诊断确定后应切除条索状性腺。

30. 月经半年不来需要治疗吗

现在生活节奏很快,很多女性常常会因为工作进行长时间加班,甚至常规的一日三餐都没有保障,于是身体经常会存在经期紊乱的现象,很多女性对此也并不是很在意。

最近来医院看病的小美也是这种情况,直到她发现自己居然已经半年没有来月经了,她才来医院咨询看是否需要进行治疗。

其实,半年不来月经已经属于继发性闭经。引起闭经的原因很多,需要专业的妇科内分泌医生进行全面的咨询与检查,确定闭经的原因,才可制订合理的治疗方案。首先,需要对病史情况进行全面的了解,包括:初潮年龄、月经周期、经期、经量和闭经期限及伴随症状等;发病前有无导致闭经的诱因,如精神因素、环境改变、体重增减、饮食习惯、剧烈运动、各种疾病及用药情况、职业或学习成绩等。对生育史及产后并发症等需详细了解。同时还应做如下检查,包括:检查全身发育状况;性激素的检测、卵巢储备功能检测、血生化检测及盆腔 B 超等,必要时行染色体检查及头部 MRI 检查。

通过检查,确定病因,给予个体化针对性的治疗。

31. 长期心境不好会导致闭经吗

患者于颖(化名),今年 38 岁,就职于一家外企。她时尚漂亮、工作成绩也很优异。一忙起工作来很有拼劲，经常通宵熬夜，老板很是赏识。在没几年的时间里已经是大区总管。

于颖在工作上很出色，难免忽略了家庭，因此常与丈夫争吵，二人都是争强好胜的脾气，各不相让。于颖每每加班都担心回家与丈夫吵架。繁重的工作与家庭的矛盾让于颖倍感压力，她觉得自己容易失眠、烦躁，"例假"越来越不规律。但这都没有引起她的重视。

直至前几天她发现月经好几个月没来，还以为怀孕了，去医院一查，诊断为继发性闭经！

这究竟是怎么一回事？

突然或长期压抑、紧张、忧虑可加重下丘脑、垂体、卵巢功能失调，引起闭经。

表现：此类闭经患者没有明显的体征，仅有月经稀发与闭经，常有精神刺激史，可有不孕、体重下降，强烈盼望妊娠者可出现停经和假孕。可引起中枢神经系统与下丘脑功能失调，特别是青年妇女，卵巢功能尚健全者，更易出现闭经。

处理：常用人工周期治疗产生撤药性阴道流血，给予精神安慰，同时也可以调节下丘脑 - 垂体 - 卵巢轴的功能，然后给诱导卵泡发育与排卵的治疗。最重要的是要调整好自己的心态，处理好生活与工作的关系。

32. 节食减重后 3 个月没来月经，这是为什么

随着对美感与时尚的追求，越来越多的女性通过各种方法降低体重，让自己变苗条，过度追求完美，也使很多人进入了减肥误区，如图 2-12 所示。前几天一位母亲带着上大学的女儿

来到门诊,女儿身高 168cm,体重只有 25kg,妈妈告诉我她女儿这几个月正在减肥,已经瘦了 15kg,寒假回家后,吃东西越来越少,已经 3 个月没来月经了。

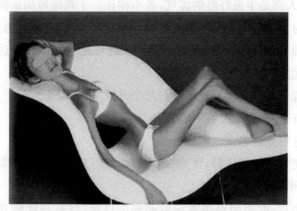

图 2-12　节食影响月经

　　过度节食导致体重急剧下降,最终导致下丘脑多种神经激素分泌降低,引起垂体前叶多种促激素包括 LH、FSH、促肾上腺皮质激素等分泌下降,进而引起闭经。体重下降造成闭经时间较快,而体重即使恢复了,内分泌功能也不会很快恢复,而且体重上升也不是一朝一夕可以完成的,所以患者可能会在较长时间内处于低雌激素状态。雌激素长期缺乏会带来诸如内外生殖器官和乳房的萎缩,以及骨质疏松等症状。此病多发生于 25 岁以下年轻女性,是一种威胁生命的疾病,死亡率高达 9%。病因仍不清楚,现被认为由于生物、社会、精神等因素所致,有的为了减肥而节食,导致体重明显下降,有的是失恋或受到性骚扰与身体、精神上刺激后而发生本症,精神创伤与消瘦都是应激刺激引起内分泌改变的基础。

过度节食除了引起继发性闭经外,严重者可引起神经性厌食症。它是指个体通过节食等手段,有意造成并维持体重明显低于正常标准为特征的一种进食障碍,属于精神科领域中"与心理因素相关的生理障碍"一类。常常表现为:体型改变、消瘦、体重减轻超过体重的15%、怕冷、无力、皮肤干燥,在体重减轻的同时发生闭经。有人怕发胖而自己诱发呕吐。神经性厌食症患者的父母常常对她关心不够,不易商量与探讨问题,体温偏低,血压也低,毛发变得细软,性格内向、忧虑、内疚、压抑,少言寡语且极不合作。必须耐心了解疾病的起因,取得信任才能使患者配合治疗。处理方面需要多学科密切合作,包括营养学家、内科医生、儿科医生、精神科医生、心理治疗师、社工等,也需要与患者和家庭之间的紧密合作:①神经性厌食症的诊断比较容易,若过度消瘦不肯进食者治疗时应立即从各种途径从少量开始给予食物,否则会造成机体失去平衡而死亡,所以处理神经性厌食时重要的是先给予精神鼓励,家庭人员尤其是父母的关心尤为重要,适当更换环境,慢慢改变旧的生活饮食习惯,逐步促进饮食由少至多,使体重每周增加1~2kg。因为补充食物改变饥饿状态可使生长激素恢复,体重增加后,渐渐在增加脂肪组织的基础上恢复雄激素与雌激素的比例及正常的代谢途径。②适当的可用抗抑郁药。③人工周期治疗有类似月经样的撤药性阴道出血也可给患者及其家属心理上的安慰,提高治疗的信心,当一般状况与体重渐渐好转时,如要求生育,再给予诱发卵泡发育与排卵。有报道称约48%的患者月经、体重及精神状态可以恢复正常。

33. 为什么高强度运动减肥后会闭经

　　年轻女运动员,在体育比赛或紧张的训练过程中出现的闭经,称为"运动性闭经"。年轻女运动员由于参加了长时间过量的体育训练或参加剧烈紧张的比赛活动,可能会使她们的月经初潮比正常推迟 1~2 年,使已有正常月经的女孩出现暂时性的月经紊乱或闭经,如图 2-13 所示。因为运动量过大,会造成人体脂肪变少,人体的脂肪影响着雌激素的合成,脂肪减少就会导致雌激素的合成减少,从而影响月经。一般来说,女性的体脂率低于 22%,就可能出现月经不调的情况,如果体脂率低于 17%,就可能出现闭经的现象。据报道,在长跑运动员中闭经的发生率高达 59%,在芭蕾舞演员中高达 79%。发生频率与运动类型强度、个体心理素质、应激程度、体脂比例有关。处理:运动员应激引起闭经后,有些人能自行恢复。①首先应解除思想顾虑,消除因月经未来而产生的担忧与恐惧心理,同时适当调整运动、训练的强度与持续的时间,给予足够的营养补充;②闭经达 3 个月以上者可以用雌激素药物加孕激素药物进行人工周期治疗,模

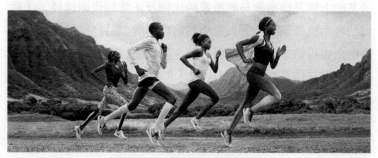

图 2-13　高强度运动影响月经

拟卵巢激素生理性变化,激发下丘脑恢复正常功能并避免子宫萎缩及骨量丢失。

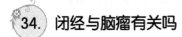

34. 闭经与脑瘤有关吗

垂体肿瘤中最常见的是分泌催乳素的腺瘤,其他还包括蝶鞍内的腺垂体各种腺细胞发生的生长激素腺瘤、促肾上腺皮质激素腺瘤和促甲状腺激素腺瘤,以及无功能的垂体腺瘤。垂体腺瘤多发于成年人,儿童少见,约占颅内肿瘤的 12%。可出现闭经及相应症状,是因肿瘤分泌激素抑制 GnRH 分泌和 / 或压迫分泌细胞,使得促性腺激素分泌减少所致。成年人的垂体腺瘤多为有分泌功能的腺瘤,内分泌紊乱常常是患者求治的原因,而不是神经压迫症状。

其中催乳素腺瘤属良性,生长速度缓慢,垂体催乳素微腺瘤中 90% 是女性,该腺瘤是引起闭经最常见的病因之一。催乳素腺瘤由垂体分泌过量催乳素,抑制下丘脑 GnRH 分泌,典型的临床表现有闭经、溢乳、不孕,少数患者有头痛、眼花、视觉障碍。

(1)月经紊乱:85% 的患者会有月经紊乱,表现为月经少、稀发甚至闭经,闭经时间的长短与血清泌乳素(PRL)升高程度相关。

(2)溢乳:是本病的特征之一,溢乳量多少不等,多时易被患者觉察,少时需挤压乳房才能发现,常呈非血性乳白色或透明液体。

(3)不育:高 PRL 血症抑制雌激素正反馈所致的 LH 高峰及排卵,导致不育。垂体 PRL 瘤患者的流产率可高达 30%。

(4)头痛、眼花、视觉障碍:是因为垂体腺瘤增大时,脑脊液回流障碍及周围脑组织和视神经受压引起来的。

（5）部分患者由于雌激素水平低落,可出现面部阵发性潮红、性情急躁,性欲减退、阴道干燥、性交困难、骨质疏松等。

诊断:除上述症状以外,需进行性激素水平的检测,盆腔 B 超检查,必要时行垂体 MRI 检查。

处理:对垂体催乳素瘤,无论肿瘤大小,首选药物治疗,常用药物为溴隐亭,对服药期间妊娠者原则上要停药。当垂体肿瘤产生明显的压迫及神经系统症状或药物治疗无效时可进行手术治疗。手术切除肿瘤,手术后再用药物巩固治疗。

35. 生孩子大出血后为什么不来月经了呢

生孩子大出血会导致不来月经,临床上称为希恩综合征。由于产时或产后大出血,特别是伴有较长时间失血性休克,使腺垂体组织坏死、纤维化最终导致腺垂体功能减退的综合征。如分娩时发生大出血,引起失血性休克甚至发生弥散性血管内凝血时,腺垂体组织细胞坏死,使垂体前叶及其所支配的靶器官所分泌的各种激素剧烈减少,导致各类激素所作用靶器官的功能过早退化。

表现:垂体前叶的代偿功能较强,当组织坏死大于 50% 时出现症状,组织坏死 75% 以上时症状明显,超过 90% 以上时症状严重。

腺垂体功能减退时,最敏感的是促性腺激素的分泌减少,其后影响促甲状腺激素和促肾上腺激素的分泌,发病年龄多在 20~40 岁生育期,闭经可发生在产后 3 个月 ~32 年,经产妇多于初产妇。因腺垂体病变所造成的各种激素分泌减少,其程度各有不同,其相对应的靶器官功能低下的临床表现则不完全平行,发病早晚不一,症状轻重不同。

主要表现为:在产后大出血休克后产褥期,长期衰弱乏力,最早为无乳汁分泌,然后继发闭经,即使月经恢复,也很稀少,继发不孕。性欲减退,阴道干燥,性交困难。阴毛、腋毛脱落、头发、眉毛稀疏,乳房、生殖器萎缩,精神淡漠、嗜睡、不喜欢活动、反应迟钝,可畏寒、无汗、皮肤干燥粗糙,食欲缺乏、食少、便秘,体温偏低、脉搏慢、血压降低、面色苍白、贫血。多数有水肿、体重下降,少数有消瘦、恶病质。

往往血清促卵泡素(FSH)、黄体生成素(LH)、促甲状腺激素(TSH)、雌二醇(E_2)、孕酮(P)、皮质醇浓度出现不同程度的降低。

处理:原则上根据激素缺乏情况,进行长期相应的补充。同时要注意合理营养、适当运动等。

36. 空蝶鞍综合征与闭经有关吗

蝶鞍隔因先天性发育不全、肿瘤或手术破坏,使脑脊液流入蝶鞍的垂体窝,使蝶鞍扩大,垂体受压缩小,称空蝶鞍。头痛、视力下降和/或视野缺损以及内分泌功能紊乱为此病三大主要临床表现。垂体柄受脑脊液压迫,而使下丘脑与垂体间的门脉循环受阻时,出现闭经和高泌乳素血症。大多数空蝶鞍因垂体受压较轻并无临床症状,随病程的进展而垂体受压明显时才出现空蝶鞍综合征。

本病的病因可能与下列几种因素有关:①鞍隔的先天性解剖变异;②颅内压增高;③内分泌因素为多见于多次妊娠妇女;

④自身免疫因素。

表现:多无临床表现,绝大部分患者在体检时行脑MRI检查时偶然发现,可发生于任何年龄段成年人中,女性多于男性,多见于肥胖、高血压病史、多胎妊娠的中年妇女,有些患者有头痛(70%)、视力下降、视野缺损、脑脊液鼻漏和颅内高压,并发闭经、泌乳和不育。大多数空蝶鞍综合征患者出现催乳素(PRL)升高。辅助检查包括性激素测定等,MRI故作为首选的影像学检查手段。

处理主要有以下几方面:①生活方式的改变:对于超体质量和肥胖的患者可进行减重,控制食量的摄入,适当运动。高血压患者低盐低脂饮食。②保守治疗:对于空蝶鞍综合征的症状不明显的情况,当PRL高出现闭经溢乳时,可给予溴隐亭治疗。如同时有低促性腺激素存在,可用激素补充疗法,有生育要求者,提高雌激素水平后,再进行促排卵治疗可获得妊娠。一般不需作外科手术。③手术治疗指征:视盘水肿、剧烈的头痛、严重或进行性的视野缺损、脑脊液漏、经内科治疗无效的严重的内分泌失调等。

37. 卵巢肿瘤也会引起闭经吗

卵巢肿瘤是妇科常见的肿瘤,可发生于任何年龄,如图2-14所示。在年轻女性中常有月经异常表现。卵巢肿瘤中的组织类型很多,其中功能性卵巢肿瘤可分泌激素,如分泌雄激素的卵巢支持——间质细胞瘤,产生过量雄激素抑制下丘脑-垂体-卵巢轴功能而闭经;分泌雌激素的卵巢颗粒——卵泡膜细胞瘤,持续分泌雌激素抑制排卵,使子宫内膜持续增生而闭经;卵巢类固醇细胞瘤可分泌类固醇激素,约23%患者出现月经紊乱或绝经后阴道流血等雌激素升高表现,约77%患者伴多毛、闭经及阴蒂增大等雄激素升高的男性化症状。另外,卵巢肿瘤患者还可由于以下原因出现闭经:肿瘤破坏卵巢结构而引起卵巢功能异常;经过手术、化疗、放疗等破坏卵巢结构或加速卵细胞死亡及卵泡闭锁;恶性肿瘤患者处于恶性消耗状态,影响激素及内分泌调节因子的生物活性;患病后紧张、恐惧、焦虑等精神因素对下丘脑-垂体-卵巢轴影响而引起闭经。

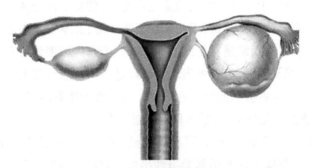

图 2-14 卵巢肿瘤

卵巢肿瘤以手术治疗为主,必要时行辅助化疗。良性功能性卵巢肿瘤在去除后,上述闭经症状可能得到改善。但手术造成的卵巢损伤应引起重视,因此在年轻女性卵巢肿瘤的治疗中进行卵巢功能的保护对女性的健康非常重要。

38. 无痛人工流产后为什么不来月经了

近日门诊上接诊了几例因为人工流产术后继发性闭经的女性,大部分患者对于人工流产的危害认识浅表,认为只是小小的一次人工流产手术,能有多少风险呢? 今天就跟大家聊一聊人工流产导致不来月经的原因,以此来呼吁大家关爱女性生殖健康、远离人工流产。

妊娠 3 个月内用人工或药物方法终止妊娠称为早期妊娠终止,也可称为人工流产。是用来作为避孕失败意外妊娠的补救措施,也用于因疾病不宜继续妊娠、为预防先天性畸形或遗传性疾病而需终止的妊娠。常用的方法有负压吸引术(人工流产术)、钳刮术和药物流产术。人工流产术后有宫腔粘连的风险,主要是因为刮宫中导致子宫内膜基底层受损,使宫腔部分或全部闭塞,从而导致月经异常、不孕或反复流产等,其本质是内膜纤维化,是子宫性闭经最常见的原因。根据子宫内膜损伤后宫腔粘连的面积及程度,患者可表现为月经量过少、痛经,甚至闭经等症状。严重者会引起继发性不孕。人工流产次数越多,发生宫腔粘连的可能性越大,粘连程度也越严重。

宫腔完全粘连患者,可出现闭经,闭经时间可很长,且用雌激素、孕激素治疗不引起撤退性出血。宫腔部分粘连和 / 或内膜部分破坏者,则表现为月经过少,但月经周期正常;有些患者在人工流产术后一个月左右,突发下腹痉挛性疼痛,其中有一半以上伴有肛门坠胀感;有些患者腹痛剧烈,坐卧不安,行动困难,甚至连排气、排便都很痛苦。疼痛一般持续 3~7 天后逐渐减轻、消失,间隔一个月左右,再次发生周期性腹痛,且渐进性加重。当子宫腔粘连后易发生继发性不孕,即使怀孕也容易发生反复流产及早产。由于子宫腔粘连,内膜损坏,子宫容积减小,影响胚胎正常着床,并影响胎儿在宫腔内存活至足月。

宫腔粘连容易复发,尤其是重度,复发率可高达 62.5%。因此,强烈呼吁女性要做好有效避孕措施,如服用短效口服避孕药等。

 39. 如果不想生孩子,闭经还需要管吗

　　很多患者因为怕经常跑医院很"麻烦",又没有生育要求,因此对月经长时间不来现象"懒得管"。但实际上,闭经是需要妇科内分泌专家给予管理的。

　　闭经是常见的妇科症状。正常月经的建立和维持,有赖于下丘脑 - 垂体 - 卵巢轴的神经内分泌调节、靶器官子宫内膜对性激素的周期性反应和下生殖道的通畅,其中任何一个环节发生障碍均可导致闭经。根据既往有无月经来潮,分为原发性闭经和继发性闭经两类。原发性闭经较少见,多为遗传原因或先天性发育缺陷引起。约 30% 患者伴有生殖道异常,此种闭经已经在本章的第 29 问中详细介绍;继发性闭经者病因复杂,可见于以下情况:①中枢神经系统及下丘脑各种功能和器质性疾病引起的闭经,以功能性原因为主,治疗及时尚可逆,包括精神应激,如精神压抑、紧张、过度劳累等;体重下降、神经性厌食;运动性闭经,如长期剧烈运动的运动员、芭蕾舞演员等;药物性闭经,如长期服用奋乃静等;颅咽管瘤。②垂体性闭经,腺垂体器质性病变或功能失调引起,包括希恩综合征,可因产后大出血休克导致;垂体肿瘤;空蝶鞍综合征。③卵巢性闭经:主要因卵巢分泌的性激素水平异常,子宫内膜不发生周期性变化而导致,包括卵巢早衰,指 40 岁之前出现卵巢功能衰竭;卵巢功能性肿瘤;多囊卵巢综合征,以长期无排卵及高雄激素血症为特征,出现闭经。④子宫性闭经:包括感染、创伤导致宫腔粘连或子宫切除术后、恶性肿瘤放疗导致子宫破坏等引起的闭经。⑤其他内分泌

功能异常如甲状腺功能异常也可导致闭经。

　　由激素分泌异常而发生的闭经可能给女性精神和躯体的各方面造成不良影响,如引起精神抑郁、失眠、心血管系统疾病、骨质疏松、泌尿生殖道萎缩及相应症状、性生活困难等;多囊卵巢综合征患者还有发生子宫内膜恶变的可能。因此即便没有生育要求,对于此部分闭经的患者也应积极治疗以提高生活质量。首先要详细询问病史、进行体格检查、性激素检测、盆腔超声检查,必要时进行头颅 MRI 检查,明确闭经发生的部位和病因。闭经的处理:首先,全身治疗占重要地位,包括积极治疗全身性疾病,提高机体体质,供给足够营养,保持标准体重。运动性闭经者应适当减少运动量。应激或精神因素所致闭经,应进行耐心的心理治疗,消除精神紧张和焦虑。肿瘤、多囊卵巢综合征等引起的闭经,应对因进行治疗。其次,给予相应激素治疗以补充体内激素不足或拮抗其过多,达到治疗上述精神和躯体症状的目的,在维护女性健康中起到关键的作用。此类闭经的女性一定要及时到医院进行全面检查,确定诊断,采取正规治疗及长期规范管理,切忌怕"麻烦"而不去医院就诊或随意中断治疗。

（阮祥燕　鞠　蕊　王宾红　王　玉　代荫梅）

第三章

多囊卵巢综合征是不治之症吗

随着全球对多囊卵巢综合征认识的不断深入，对其治疗及管理逐渐走向规范化，本章就大家关心的问题答疑解惑。

40. 什么是多囊卵巢综合征

当很多患者被诊断为多囊卵巢综合征的时候，总是问什么是多囊卵巢综合征？今天就给大家详细介绍一下。

多囊卵巢综合征（polycystic ovarian syndrome，PCOS）是育龄期女性常见的内分泌和代谢紊乱综合征，以慢性无排卵和高雄激素血症为特征，主要临床表现为月经周期不规律、不孕、多毛、痤疮、肥胖等。该疾病的病因是多方面的，涉及先天的遗传因素和后天的环境因素，但至今仍不清楚。

1844 年有两位学者（Chereau 和 Rokitansky）注意到卵巢的一种很奇特的形态学改变——硬化性囊性变卵巢；1935 年又有两位专家（Stein 和 Leventhal）报道了 7 例具有比较统一表现的患者：闭经、多毛、肥胖、双侧卵巢增大、多囊改变，当时称这种疾病为 Stein-Leventhal 综合征。20 世纪 60 年代有两位专家（Goldzieher 和 Green）总结了 1 079 例关于该疾病的患者，认识到这一人群的表现并不都具有典型性，并不是所有的患者均具有以上的特征，从此对本病的命名取消了人名命名，并普遍称之为"多囊卵巢综合征"，并被更多学者接受。

该病的诊断最初只是根据卵巢楔形切除手术所切除的卵巢组织，通过显微镜观察而确定。20世纪70年代后，专家们越来越重视由该疾病引起的内分泌异常，随着B超的问世，可以对卵巢进行无创观察，并且得到了更多的多囊卵巢诊断。90年代前，尚没有PCOS的统一诊断标准，多数学者是根据此病的临床表现、激素变化及超声检查对本病进行诊断。国际上先后制定了NIH、鹿特丹、AES等多个诊断标准，目前国际上常用的诊断标准为2003年的"鹿特丹标准"。

鹿特丹标准（2003年）：欧洲人类生殖和胚胎学会（European Society of Human Reproduction and Embryology，ESHRE）和美国生殖医学会（American Society for Reproductive Medicine，ASRM）在鹿特丹制定。满足下列三项中的两项并除外其他引起高雄激素血症的疾病即可诊断PCOS：①稀发排卵或不排卵（常表现为月经稀发或闭经）；②临床和/或生化的高雄激素特征；③卵巢多囊性改变。

但是亚洲人种与欧美人种存在明显的种族差异，如血清雄激素水平、临床高雄激素表现、代谢情况等，因此需制定适合中国人群的诊断标准。

为了适应我国的临床实际，中华医学会妇产科学分会妇科内分泌学组制定了2018年PCOS诊断标准，具体如下：月经稀发、闭经或不规则子宫出血是诊断的必需条件；同时符合下列2项中的一项，并排除其他可能引起高雄激素和排卵异常的疾病即可诊断为PCOS：①高雄激素的临床表现或高雄激素血症；

②超声表现为卵巢多囊样改变。

41. 豆蔻年华的小姑娘也会患多囊卵巢综合征吗

青春期女孩会出现很多小烦恼,关于成长,关于情感,关于身体。尤其要注意的是,有一种疾病很容易发生在女孩的青春期但却不易被发现,那就是——多囊卵巢综合征(PCOS)。

如何诊断是否患了 PCOS 呢?

关于青春期女孩 PCOS 的诊断较困难。因为 PCOS 患者的特征性表现有高雄激素和稀发排卵 / 不排卵。可是一个青春期女孩出现多毛、痤疮和月经不调是很常见的。

比如,多毛是会随着时间发展而变化的;另外,女孩初潮之后的几年内出现月经不调也是很常见的,而且绝大多数是由无排卵引起的(大概为 85%),因为女孩在初潮几年内的月经不调多是由于内分泌功能不稳定造成的。

如果一个青春期女孩出现雄激素增多的症状、B 超显示卵巢多囊样改变、血清激素 LH 水平升高(以上均是 PCOS 比较特征的表现),也并不能预示该女孩会出现月经稀发。

但是,如果出现肥胖,那这个女孩就很可能发展成多囊卵巢综合征。

也有专家指出,青少年女孩如果出现高雄激素血症,则可能提示会出现 PCOS;但仅有月经不调的青春期女孩,大多数并不发展成为多囊卵巢综合征。

因此综合考虑,要诊断青春期女孩 PCOS,必须同时具备鹿特丹标准和中华医学会妇产科学分会妇科内分泌学组 2018 年制定的指南中的所有三个条件:①稀发排卵或不排卵(常表现为月经稀发或闭经);②临床和/或生化的高雄激素特征;③卵巢多囊性改变。

　　同时专家建议:①要诊断青春期女孩"月经稀发或闭经",应在初潮2年以后。因为,初潮后2年内出现的月经不规律可大概看作是生理性的,是由于女性生殖内分泌调控轴尚未建立引起的;若16周岁月经仍未来潮,则可直接诊断闭经。②B超下显示卵巢有>12个小卵泡时应该同时测量卵巢体积大小,当≥10cm^{3}时才属异常。③雄激素增多症的诊断不仅要看抽血化验结果,更重要的是看到痤疮、多毛等高雄激素表现来确定。

　　所以,青春期女孩PCOS的诊断标准与育龄期女性的诊断标准有所不同。

　　PCOS的高风险人群,如肥胖、多毛、月经不规律的青春期女孩应与正常女孩加以区分,但不应过度诊断为PCOS,但一旦诊断PCOS的青春期女孩,针对肥胖、多毛、月经不调等必须采取合理规范的治疗与长期的管理。

42. 你能自我判断有多囊卵巢综合征吗

　　PCOS往往被延迟诊断很多年,当青春期月经紊乱的时候,往往被认为是正常现象;当月经一年不来的时候,也误认为不要孩子的时候可以不用管它;当体重快速增加且肥胖时,往往认为是自己吃得太多;当孩子脖子发黑的时候,家长往往认为是没洗干净。如此的误区让多囊卵巢综合征延迟诊断可达八年甚至十年之久,所以要及时认识多囊卵巢综合征的表现,有助于女性身体的健康管理。今天就给大家讲讲如何自我认识PCOS?

　　PCOS是最常见的妇科内分泌疾病之一,每100名育龄期女性中就有 6~20 名是 PCOS 患者,可见该病的发病率很高。常见的临床表现有:①两三个月来一次月经,甚至不去医院治疗就不来月经。多数 PCOS 患者的月经紊乱可追溯到初潮,并持续存在,自从第一次来月经就没有规律过。有的人可出现闭经,很多人在出现闭经前常有月经量过少。也有人几个月不来发生大出血。这就是 PCOS 诊断标准里月经稀发 / 闭经的表现。② PCOS 的女性会在体表和面部有多毛,主要位于上唇、下颌、乳晕周围、脐下正中线、耻骨上和大腿根部等处,以长黑体毛为主。面部:如双颊、额部等,前胸后背、肩部也可出现痤疮。最初表现为粉刺,以后可演变为丘疹、脓包、结节、囊肿、瘢痕等。这就是 PCOS 诊断标准里高雄激素的常见表现。其他与高雄激素有关的症状还有脱发、出现喉结、声音变化、阴蒂增大等。③ 50% 以上的 PCOS 患者伴有肥胖(体质指数≥25),且呈腹部肥胖型(腰围 >80cm)。④ PCOS 的女性阴唇、颈背部、腋下、乳房下和腹股沟等处皮肤皱褶部位出现灰褐色色素沉着,呈对称性,皮肤增厚,质地柔软。⑤备孕很长时间怀不上孩子且具有上述部分或所有症状也可能为 PCOS。

看到这里相信你们可以初步判断自己是否有可能为 PCOS,但若要确诊还是应该到妇科内分泌专科门诊咨询专科医生做相关检查帮助你们判断并给予规范化治疗与指导。

43. 我的脖子黑为什么洗不净

夏天到了,经常出门的话很容易被晒黑。如果脖子变得特别黑,但是又洗不干净,就要注意了,可能并不是单纯地"被晒黑"。这种情况就是黑棘皮症,是以皮肤角化过度、色素沉着及乳头瘤样增生为特征的一种少见的皮肤病。发病可能与遗传、内分泌、药物、肿瘤等因素有关。

黑棘皮症有良性与恶性之分,良性黑棘皮病的临床表现是短暂的,四肢末端和黏膜很少受累,恶性型以中老年人群好发,皮损严重,色深,广泛,有手掌和脚掌皮肤角化,消瘦,常伴内脏恶性肿瘤。假性黑棘皮病属于良性型的一种,较常发生于肥胖人群,皮肤呈污灰棕色或浅灰黄色天鹅绒般外观,好发于皮肤皱褶处,如腋窝、颈曲侧、乳房下和腹股沟等处。当皮肤受摩擦后,乳头瘤样病变更清楚。

对于多囊卵巢综合征(PCOS)患者,严格来讲,这种情况属于假性黑棘皮病。PCOS患者的黑棘皮症是明显胰岛素抵抗和重度高雄激素的外在表现,肥胖是重要的发病因素。有研究者认为胰岛素抵抗的年轻女性中黑棘皮症发生率约30%,高雄激素女性中5%有黑棘皮症。所以PCOS患者的黑棘皮症要注意调理高雄激素和胰岛素抵抗,尤其要注意减肥,减肥后皮肤可能会变白。

44. 我本女儿身可为什么全身长毛像男孩

有些女性在面部、躯干和四肢出现男性类型的粗毛,这给她们的生活带来极大的不便。本为女儿身的她们,为何会像男孩一样全身长毛呢?

其实,这是PCOS患者高雄激素表现的一种,叫做多毛症,如图3-1所示。

人体的毛发分为毫毛和恒毛:毫毛细软,无髓且色淡,如汗毛;恒毛粗、有髓且有色,如头发。生长激素和雄激素影响毛发

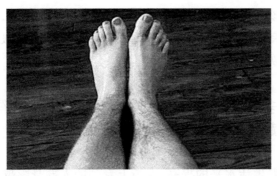

图 3-1 多毛症

生长：

（1）生长激素使毫毛成为恒毛，雄激素只影响性毛的生长。

（2）雄激素（主要是睾酮和雄烯二酮），在毛囊局部通过酶促反应刺激毫毛变为恒毛，并加速其生长。雌激素使体毛生长减慢。

（3）低浓度的雄激素刺激与腋毛、阴毛、四肢毛的生长有关，高浓度的雄激素刺激与面部、乳周、下腹部等处毛发的生长有关，此两处的毛称为性毛。

（4）眉毛、睫毛及头发的生长与雄激素无关。要注意的是，头顶部头发的生长还受雄激素的抑制，即若雄激素过高，则头顶部容易脱发。

PCOS 的多毛是指面部或躯体表面毛多。PCOS 患者中多毛的发生率约 79%（17%~83%），多毛分布于唇上、下颌、乳晕周围、脐下正中线、耻骨上、大腿根部等处，形状粗硬而长，着色深。

所以，由于 PCOS 女性体内过多的雄激素或活性过高的雄激素促进了女性性毛的生长，出现毛发呈男性的分布。

应该注意的是,多毛症本身不仅会影响患者的外貌,给患者带来不良心理影响,还会伴有其他的基础疾病,需要积极治疗才能早日恢复健康。

45. 多囊卵巢综合征的女性为什么腰会变得越来越粗

随着生活水平的提高,大街上看到的人群身影越来越宽大,因此肥胖问题已经引起全社会的关注。那什么是肥胖? 根据世界卫生组织(WHO)的标准,肥胖是指体质指数(body mess index,BMI)≥25。

那什么是体质指数? 我们知道体重与身高有直接关系,不同身高的人我们如何评价其体重是否适中? 为此,我们引入体质指数这一概念。BMI 是用体重(kg)除以身高(m)的平方得出的数字,是目前国际上常用的衡量人体胖瘦程度以及是否健康的一个标准。当我们需要比较及分析一个人的体重对于不同身高的人所带来的健康影响时,BMI 值是一个中立而可靠的指标。世界卫生组织定下评价体重的分级标准,但亚洲人和欧美人属于不同人种,WHO 的标准不是非常适合中国人群的情况,为此也制定了中国参考标准(表 3-1)。

表 3-1　几种不同体重的分级标准

	WHO 标准	亚洲标准	中国参考标准
偏瘦	<18.5	<18.5	<18.5
正常	18.5~24.9	18.5~22.9	18.5~23.9
超重	≥25	≥23	≥24

续表

	WHO 标准	亚洲标准	中国参考标准
偏胖	25~29.9	23~24.9	24~27.9
肥胖	30~34.9	25~29.9	≥28
重度肥胖	35~39.9	≥30	

近年来按脂肪组织的分布对肥胖进行分类,分为女性型肥胖和男性型肥胖。常常以腰围与臀围的比值(waist hip ratio,WHR)为指标。腰围是指直立腹部放松时经脐上1cm的水平面的周径,臀围是经过臀部最隆起部位的最大周径,即腰至大腿之间的最大周径。若WHR≥0.8为上身肥胖或男性肥胖,脂肪积聚在腹壁和内脏,体态似苹果,其睾酮生成率和游离睾酮水平增高;WHR<0.8为下身肥胖或女性型肥胖,脂肪积聚在股和臀部体态似一梨形,其雄烯二酮和雌激素水平增高。

其中在肥胖女性人群中,有很多一部分人群是由多囊卵巢综合征(PCOS)引起的。有研究显示50%的PCOS患者伴有肥胖。PCOS患者的肥胖多以男性型肥胖为主,脂肪分布于腹部和内脏,所以腰部会变得越来越粗。文献报道男性型肥胖易有高胰岛素血症、糖尿病、高血压、血脂异常、动脉硬化性心脏病等,所以对于PCOS患者应通过控制营养摄入和体力活动来控制体重,降低发生并发症的风险。

46. "高雄激素"是怎么回事?有什么方法可以"降低雄激素"吗

很多女孩脸上的痘痘常驻不去,也有很多女孩说自己身上体毛分布与男孩相似,这些问题对于爱美之心人皆有之的女孩们甚是苦恼。这是什么原因呢? 原因是你体内内分泌紊乱引起的雄激素升高。那高雄激素究竟是怎么回事?

其实高雄激素的表现远不止我们上述提到的脸上长痘痘和身上多毛问题。除此之外,女性型脱发、皮质溢出、女性男性化表现、乳房平小均是高雄激素的表现。这也是多囊卵巢综合征患者的特征性表现之一。那很多女孩就会问出现高雄激素我应该怎么办呢? 现在临床上有很多可以降低雄激素的药物:如炔雌醇是目前口服避孕药中最常用的雌激素成分,炔雌醇可以有效降低雄激素,机制如下:①抑制生成雄激素的酶,减轻雄激素过多产生的临床症状;②使肝脏合成性激素结合球蛋白增多,使游离睾酮浓度降低。醋酸环丙孕酮是雄激素受体的竞争性拮抗剂,抑制靶细胞的雄激素产生,并可通过抗促性腺效应来降低雄激素。此外口服避孕药中的孕激素成分以屈螺酮较常见也可呈现抗雄激素作用。

将以上提到的炔雌醇与醋酸环丙孕酮以及炔雌醇与屈螺酮进行结合制成即为复方短效口服避孕药,其可以抑制垂体分泌促性腺激素,特别是 LH 的分泌,减少卵巢产生过多的雄激素。它不仅可以有效调节 PCOS 患者的月经周期,还具有明显的降雄激素作用,是暂时不想怀孕女性的首选药物。目前临床上常用的复方短效口服避孕药有炔雌醇环丙孕酮、去氧孕烯炔雌醇片、屈螺酮炔雌醇片。

通常经过规范化治疗 3~4 个月后可使已有的痤疮皮疹痊愈。头发与皮肤的过量油脂一般消退较早,多毛症的治疗结果在用药半年后才会明显表现出来。

47. 多囊卵巢综合征患者为什么需要测定促甲状腺素和皮质醇

促甲状腺激素（thyroid stimulating hormone，TSH）是由腺垂体分泌的激素，主要负责调节甲状腺细胞的增殖、血液供应以及甲状腺激素的合成和分泌，其主要功能是控制、调节甲状腺的活动，在维持正常甲状腺功能中起最重要的调节作用。测定血清中的 TSH 能够较早提示甲状腺的功能状况，是诊断和治疗甲状腺功能亢进症和甲状腺功能减退症以及研究下丘脑 - 垂体 - 甲状腺轴的重要指标之一。例如 TSH 升高提示可能存在甲状腺功能减退或亚临床甲状腺功能减退症，TSH 降低提示可能存在甲状腺功能亢进症、垂体腺瘤等。

TSH 除反应正常甲状腺功能以外，还可影响女性生殖系统和代谢，如月经不调、不孕、卵巢多囊样表现、高雄激素血症与代谢紊乱等。甲状腺功能减退的患者常表现 TSH 升高反馈性抑制腺垂体促性腺激素的分泌，临床表现为月经量过少或过多、闭经、无排卵。甲状腺功能亢进患者主要表现为月经过少。因此，在诊断多囊卵巢综合征之前要排除甲状腺功能是否异常。

皮质醇（cortisol，C）是肾上腺皮质合成和分泌的对糖类代谢具有最强作用的肾上腺皮质激素，是属于糖皮质激素的一种，具有调节糖、蛋白质和脂肪代谢的功能，可影响葡萄糖的合成和利用、脂肪的动员及蛋白质合成。

库欣综合征（Cushing syndrome）是由多种病因引起的以高皮质醇血症为特征的临床综合征，其临床表现与 PCOS 有一定的相似性，如：向心性肥胖、满月脸、月经减少、不规则或停经、痤疮、多毛，常伴有代谢紊乱。根据测定血皮质醇水平的昼夜节律、24 小时尿游离皮质醇、小剂量地塞米松抑制试验可确诊。因此诊断 PCOS 需测定皮质醇来排除库欣综合征。

　　鉴于甲状腺功能异常或肾上腺皮质功能异常对女性生殖系统及代谢的影响与 PCOS 有类似之处，因此诊断 PCOS 时要排除甲状腺疾病和肾上腺疾病，那么测定血清促甲状腺素（TSH）和皮质醇（C）就十分重要。

48. 多囊卵巢与卵巢早衰是一回事吗

　　多囊卵巢综合征与卵巢早衰是两回事。

　　PCOS 是以长期无排卵、高雄激素血症、卵巢多囊样改变为特征的内分泌综合征，也是育龄期女性月经紊乱最常见的原因。主要的临床表现有：月经异常，排卵障碍及不孕，由于高雄激素的原因，可以有多毛，痤疮，此外，40%~60% 的患者有不同程度的肥胖。由于 PCOS 的高度异质性，病因及发病机制至今不清，到 2003 年欧洲人类生殖与胚胎和美国生殖医学学会的（ESHRE/ASRM）的专家召开 PCOS 国际协作组专家会议制定了 PCOS 的国际诊断标准，具体诊断标准如下：①稀发排卵或无排卵；②高雄激素的临床表现和 / 或高雄激素血症；③超声表现为多囊卵巢 [一侧或双侧卵巢有 12 个以上直径为 2~9mm 的卵泡，和（或）卵巢体积大于 10ml]；上述 3 条中符合 2 条，并排除其他疾病如先天性肾上腺皮质增生、库欣综合征、分泌雄激素的肿瘤即为 PCOS。PCOS 不只会影响生育，并且存在多方面紊乱，如雄激素升高的生化表现或痤疮、脱发等高雄激素的临床表现，血胰岛素水平升高，月经稀发或闭经，肥胖，糖脂代谢异常，最终会导致多种远期并发症发生风险的增加，如 2 型糖尿病、心血管疾病、子宫内膜癌等。

卵巢早衰（premature ovarian failure，POF）：指 40 岁之前达到卵巢功能衰竭。闭经时间≥4~6 个月，两次间隔 4 周以上 FSH>40U/L，伴有雌激素降低及绝经症状。近年来，学界普遍认为 POF 不能体现疾病的发展过程，故目前更倾向于采用早发性卵巢功能不全（premature ovarian insufficiency，POI）。POI 是指女性 40 岁以前出现卵巢功能减退，主要表现为月经异常（闭经、月经稀发或频发）、促性腺激素水平升高（FSH>25U/L）、雌激素水平波动性下降。除了月经异常（超过 4 个月不来月经）的条件外，间隔 1 个月的两次卵泡刺激素 >25U/L 是目前普遍接受的标准。卵巢功能衰退不仅影响女性的生育能力，更为重要的是长期雌激素缺乏所带来的危害包括骨量减少与骨质疏松的风险增加、心血管疾病发生的风险增加以及泌尿生殖器的萎缩，甚至寿命缩短等问题。

49. 多囊卵巢综合征的女性为什么不易怀孕

PCOS 在女性中比较常见，约占 6%~20%，排卵异常是最主要的表现，正常人的卵巢是一个月排一个卵，但是 PCOS 属于稀发排卵或无排卵，有多个未成熟小卵泡，却无法长成能排出并受孕的优势卵泡，如图 3-2 所示，由于排卵功能障碍使 PCOS 患者受孕率降低，同时，PCOS 患者一般黄体功能相对不足，也就是孕激素分泌不足，对胚胎的支持不够，导致流产率增高。

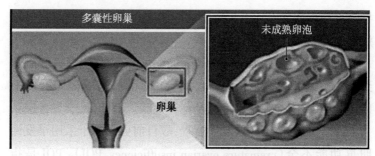

图 3-2 PCOS 未成熟卵泡

PCOS 患者增多的雄激素可以转化（主要在脂肪组织）为雌激素，无周期性的雌激素水平增高，提高了促黄体生成素对促性腺激素释放激素的敏感性，也提高了促卵泡生成激素负反馈的敏感性，结果是促黄体生成素水平增高，促卵泡生成激素相对偏低。增高的促黄体生成素刺激卵泡膜细胞增生，合成过多的雄激素，又导致卵泡发育不良，引起不孕。

综上，PCOS 患者若不经过临床医生的规范化管理，的确不易怀孕，但并非无法怀孕。在临床上经过专业妇科内分泌医生的个体性规范化治疗，选择适合自己的助孕方式，PCOS 患者的怀孕机会还是很高的，一般都能怀孕。

50. 多囊卵巢综合征患者孕期可能出现哪些妊娠合并症

PCOS 患者，因为排卵功能障碍生育力明显降低，但经过治疗一般都有做妈妈的希望。但多囊卵巢综合征准妈妈怀孕后也不要掉以轻心，与健康妈妈相比，患有多囊卵巢综合征的准妈妈孕期容易发现妊娠糖尿病与妊娠期高血压疾病。

妊娠糖尿病(gestational diabetes mellitus,GDM)是指在妊娠期发现或首次诊断的糖耐量异常的疾病。PCOS患者由于其广泛存在的胰岛素抵抗(insulin resistance,IR)(占40%~60%),是各种糖脂代谢紊乱疾病的高发人群:正常人群妊娠糖尿病的发生率为3%~8.9%,PCOS孕妇妊娠糖尿病发生率高达11.2%。PCOS患者在妊娠前普遍存在肥胖、胰岛素抵抗和高胰岛素血症及糖耐量减退的表现,这些都是妊娠糖尿病的高危因素;肥胖会引起胰岛素抵抗和高胰岛素血症,是引起或加重妊娠糖尿病的首要危险因素。此外还与年龄、遗传、种族等因素有关。妊娠后胎盘分泌的多种激素(胎盘生成素、皮质醇、雌激素、孕激素等)在外周组织均有抗胰岛素作用,会进一步加重胰岛素抵抗,最终可导致胰岛β细胞分泌胰岛素的功能失代偿,发展为妊娠糖尿病。

妊娠糖尿病对孕妇的影响有:易并发妊娠期高血压疾病;孕妇抵抗力下降,容易合并感染;巨大儿的发生率增高,与之有关的难产、手术产、产道裂伤、产后出血、产褥感染的概率增加。对胎儿的影响:易造成巨大儿、胎儿窘迫、胎死宫内;新生儿:易发生呼吸窘迫综合征、低血糖、高胆红素血症、红细胞增多症及低血钙等,严重威胁胎儿和新生儿的健康。

妊娠期高血压疾病:近年来,国内外许多研究证实PCOS女性妊娠期间更容易发生高血压疾病。妊娠期高血压疾病属于妊娠特有疾病,发病率在我国为9.4%~10.4%,国外为7%~12%,近年来发病率有上升趋势。严重的妊娠期高血压疾病患者可能出现抽搐、昏迷、脑出血、心力衰竭、胎盘早剥、肝肾功能损害、弥散性血管内凝血,胎儿宫内生长受限,宫内窘迫甚至胎死宫内。本病严重威胁母婴健康,是孕产妇和围产儿发病和死亡的主要原因之一。PCOS 患者妊娠期高血压疾病发病率增加的机制并不清楚,多数学者认为与胰岛素抵抗和/或高胰岛素血症、高雄激素血症有关。高胰岛素血症可促使血管平滑肌增生,导致血管管腔狭窄、血管阻力增加及血管内皮障碍,从而诱发妊娠期高血压疾病。此外雄激素对人体产生的生理效应与妊娠期高血压疾病在体内发生的病理变化存在很多相似之处。

鉴于 PCOS 孕妇是发生妊娠糖尿病和妊娠期高血压疾病的高危人群,为了减少以上两种妊娠特有疾病的发生、发展,应做好预防工作,开展妊娠期保健工作,教育 PCOS 孕妇自觉进行围产期体检,在孕期需密切监测血压、体重、血糖、血尿常规、宫高腹围、胎心监测等情况,以便及时发现及采取相应处理办法。

重要提醒,POCS 的患者在孕前一定要做好规范的诊断、治疗与长期管理。

51. 我这么年轻为什么有代谢综合征

代谢综合征(metabolic syndrome,MS)不是一种具体的疾病,而是一组临床综合征,是以中心性肥胖、糖尿病或糖耐量减低、高血压病、血脂异常为主要内涵,以胰岛素抵抗为共同病理生理基础,以多种代谢性疾病合并出现为临床特点的一组严重影响人类健康的临床综合征。

MS 的患病率与人种、性别、年龄相关,好发于白种人,且随年龄增长发病率升高,是引发心脑血管事件的高危因素及导致人类致死、致残的主要原因之一:有数据显示 MS 人群心血管疾病增多 3 倍,心血管病死亡风险增高 2 倍,总死亡风险升高 1.5 倍。

代谢综合征(MS)的诊断标准:采用 2009 年国际糖尿病联合会流行病学和预防工作组和美国心脏病协会等多家机构提出的诊断标准,符合以下任意 3 条即可诊断:①向心性肥胖(中国男性腰围≥85cm;中国女性腰围≥80cm);② TG≥150mg/dl(1.7mmol/L)或因 TG 升高服用药物治疗;③ HDL-C<50mg/dl〔1.3mmol/L(女性)〕,HDL-C<40mg/dl〔1.0mmol/L(男性)〕;④血压:收缩压≥130mmHg 和 / 或舒张压≥85mmHg 或因高血压服用药物治疗;⑤空腹血糖≥100mg/dl(5.6mmol/L)或因高血糖服用药物治疗。

大多数存在 MS 的特点,主要表现在:①高胰岛素血症及糖耐量减低;②血脂异常;③心血管系统异常,研究表明 PCOS 患者的收缩压上升,动脉管壁粥样斑块形成,血管内皮功能及血管功能失调,导致出现高脂血症、高血压、缺血性心脏病等的风险增加 4~5 倍;④ C 反应蛋白(CRP)水平升高。

综上所述,年轻的 PCOS 女性由于疾病本身导致的糖脂代谢异常、肥胖等情况,与代谢综合征的特点有相当的重叠。现代人生活水平的提高,饮食结构的改变,环境的影响,使得代谢综合征的发生趋于年轻化,尤其是 PCOS 患者更为明显。

因此对于患者需要综合治疗,在药物治疗的基础上,普及健康教育,建立健康的生活方式,戒烟,改善意识结构,增加体力活动,减重等,这对治疗疾病本身和预防并发症至关重要。

你是不是患有代谢综合征呢? 请咨询你的医生。

52. 多囊卵巢综合征与心血管疾病之间有什么关系

PCOS 是育龄期女性常见的一种复杂的内分泌及代谢异常

所致的疾病,以慢性无排卵(排卵功能紊乱或丧失)和高雄激素血症(女性体内男性激素产生过剩)为特征,主要临床表现为月经周期不规律、不孕、多毛、痤疮。

多项研究表明,PCOS 患者更容易发生心血管疾病。看似毫无关系的两种病症,其实存在着内在联系。那么,为何 PCOS 患者发生心血管疾病的概率更高呢? 下面我们就来具体了解一下。

PCOS 患者的晚期易发生高血压。肥胖 PCOS 患者的收缩压比消瘦 PCOS 患者及健康人群明显升高。也有研究显示,有 PCOS 病史的绝经后女性高血压的患病率是正常人群的 3 倍。在相同体重水平的前提下,PCOS 患者与正常女性相比,血脂异常明显比正常女性严重,进而损害血管内皮功能,使得 PCOS 患者循环方面有些“老化”。而众所周知高血压与血脂异常均是发生心血管疾病的重要因素,因此 PCOS 患者更容易发生心血管疾病。

综上,PCOS 女性紊乱的内环境会通过多种途径影响人体心血管系统,使心血管疾病的发生风险增加。所以 PCOS 女性要更加关注疾病本身的治疗、内分泌的调理、饮食及生活方式的改善。

53. 多囊卵巢综合征患者为什么糖尿病患病率高

门诊常有多囊卵巢综合征合并糖尿病的患者前来问诊,多囊卵巢综合征为什么和糖尿病关系如此密切呢? 今天就为大家讲解其中的奥秘。

其实它们有着密切相关的病理生理机制。研究发现 PCOS 患者胰岛素信号传导异常可导致胰岛素抵抗,当 PCOS 患者的胰岛素抵抗没有进行及时治疗时,胰岛分泌的胰岛素不足以弥补胰岛素抵抗的缺陷,血糖持续升高,患者将发展为糖尿病。同时,因为激素分泌异常,过高的雄激素可以形成内源性或外源性的胰岛素抗体、胰岛素受体抗体,干扰胰岛素与受体的正常结合,从而导致高胰岛素血症。通俗来说就是人体对胰岛素不敏感,人体需要分泌更多的胰岛素才能维持正常的血糖浓度。这时,如果胰岛能够产生足够的胰岛素代偿胰岛素抵抗,血糖可以维持正常水平;反之,如果胰岛功能不足以弥补胰岛素抵抗的缺陷,血糖就会增高并逐渐发展为糖尿病。

国内研究发现,在多囊卵巢综合征患者中 65%~70% 的患者出现胰岛素抵抗,2 型糖尿病患者中出现胰岛素抵抗者超过 80%,而 PCOS 患者中 2 型糖尿病的患病率较正常人增高 35%~40%。国外研究也显示,31%~35% 的多囊卵巢综合征患者合并糖耐量受损,7.5%~10% 符合 WHO 对糖尿病的诊断标准。国外学者还发现,在为期 3 年的观察中每年有 16% 的 PCOS 转化为糖耐量受损,又有 2% 从糖耐量受损转化为 2 型糖尿病。

综上所述,多囊卵巢综合征与糖尿病密切相关,因此当临床上查出 PCOS 患者有胰岛素与血糖异常时,应积极治疗,以避免发展为糖尿病。

54. 多囊卵巢综合征患者为什么容易患子宫内膜癌

多囊卵巢综合征为什么会与癌有联系呢? 其实多囊卵巢综合征与癌症息息相关,与 PCOS 相关的癌症主要是子宫内膜癌,1949 年首次报道子宫内膜癌与 PCOS 相关,之后又有研究支持这一观点。

PCOS 患者由于内分泌失调,卵泡不能发育成熟和排卵,长期不排卵或卵泡发育不良导致体内激素没有周期性的波动,所以子宫内膜不能发生"增殖期—分泌期—月经期"这样正常的周期性改变,子宫内膜无周期性脱落以致于长期处于不同程度的增生状态,最后渐渐发展为子宫内膜癌。

　　有文献报道 75% 左右的 PCOS 患者的子宫内膜呈无排卵型,内膜增生症可达 50% 以上,癌变率目前还没有明确报道。在患有子宫内膜癌的年轻女性中,多有与无排卵相伴的月经失调或曾诊断为 PCOS。有报道 40 岁以下子宫内膜癌者中 19%~25% 有 PCOS,PCOS 患者以后发生子宫内膜癌的可能性是正常人的 4 倍。

　　长期无排卵、高血压、糖尿病、肥胖及不育是 PCOS 及子宫内膜癌的公共特征。雌激素促进子宫内膜的增生,是子宫内膜癌的危险因素,而孕激素是子宫内膜癌的保护因素,PCOS 患者体内有一定水平的雌激素,但缺乏孕激素,这样在雌激素长期刺激下子宫内膜过度增生,缺乏孕激素的对抗,长期如此,容易发生子宫内膜癌。

　　所以,PCOS 患者应该进行规范化管理和治疗,改善内分泌紊乱和月经情况,恢复子宫内膜的周期性增生和脱落,以降低子宫内膜癌的发生。

55. 如何通过改善生活方式治疗多囊卵巢综合征

　　生活方式有助于改善多囊卵巢综合征的治疗吗? 回答是肯定的。那么如何通过改善生活方式治疗多囊卵巢综合征(PCOS)呢? 适度的生活方式调整是长期改善代谢性疾病的有效方法。

主要包括以下几个方面：

（1）饮食疗法：国内肥胖的饮食疗法一般分为3种类型：饥饿疗法、超低热量饮食疗法和低热量饮食疗法（减食疗法）。饥饿疗法、超低热量饮食疗法对机体正常新陈代谢过程影响大，不良反应较多，不作为常规减重方法。每天摄入热量 3 343~5 016kJ，或每天每千克理想体重热量摄入在 41.8~48kJ，称为低热量饮食疗法，是临床上较常采用的饮食疗法。包括低碳水化合物饮食、高纤维饮食（主要来源于水果、海藻、燕麦和豆类及谷制品）、高多不饱和脂肪酸饮食（主要来源于植物性脂肪，如花生油、棉籽油、菜籽油、豆油等）以及高蛋白饮食。

（2）运动疗法：运动是降低体重、改善代谢性疾病的关键，能够辅助饮食治疗取得更好的效果。适量、规律、长期的有氧运动是肥胖患者减重的最佳选择。有氧运动的形式有很多，如快走、慢跑、健身操、瑜伽、游泳、骑自行车和各种跑步机运动等。有氧运动的强度因人而异，以使人略感气喘，又不至于上气不接下气；使人稍微出汗，又不至于大汗淋漓，以无明显不适为宜。

（3）保持积极乐观的心理状态，戒烟、戒酒、不熬夜、少咖啡因摄入，良好的生活习惯也有助于多囊卵巢综合征的治疗。

56. 多囊卵巢综合征可以通过手术根治吗

手术是治疗多囊卵巢综合征的一种可以选择的方法，但是它不可以根治多囊卵巢综合征。

PCOS 是影响育龄期女性最常见的内分泌紊乱性疾病，常因排卵障碍而导致女性不孕。PCOS 所致的不孕症一线促排卵治疗是氯米芬（clomiphene citrate, CC）与来曲唑，均有很好的临床应用效果。

　　手术是治疗 PCOS 的重要方法之一。对 CC 耐药且不愿或不能使用促性腺激素治疗的 PCOS 无排卵患者可以选择手术治疗，但应慎重。1935 年 Stein 和 Leventhal 报道了 PCOS 的手术治疗，当时通过经腹卵巢楔形切除术治疗 PCOS 的无排卵。诱导排卵的卵巢手术可以使大多数的 PCOS 患者恢复月经周期，并有效地改变内环境紊乱，但术后粘连的形成可能影响随后的受孕。随着腹腔镜技术在临床的应用，腹腔镜下卵巢楔形切除术虽然可以减少粘连的形成，但手术可能损伤卵巢功能，因此逐渐被腹腔镜下卵巢穿刺打孔术替代。但是任何卵巢手术都会有术后粘连的可能，会对卵巢储备功能造成一定程度的影响。手术治疗并没有从根本上治愈，而且术后复发的概率极大。如果在手术中损坏了卵巢皮质，便会损伤卵巢的内分泌功能，而且手术效果目前也没有定论，对 PCOS 患者长期内分泌、代谢等方面的疗效仍不清楚，因此建议在医生指导下选择适合自己的治疗方法。

57. 多囊卵巢综合征患者能有健康的宝宝吗

　　很多 PCOS 患者来就诊时问医生"大夫，我能怀上宝宝吗？"。通过笔者几十年的问诊经验来看，有生育需求的 PCOS 女性，要坚定一个信念：我是可以怀孕的。

　　因为 PCOS 患者是由于诸多因素引起内分泌紊乱、卵泡发育不良、不排卵或稀发排卵，但是与卵巢早衰不同，PCOS 患者的怀孕机会还是有的。那如何指导患者才会使受孕率增加呢？下面将临床上常规的指导方法介绍给大家。

首先,PCOS患者要尽量调整内分泌状态,即针对雄激素水平升高、LH(黄体生成素)水平升高、胰岛素抵抗、肥胖的患者先用药物调理3~6个月,常用的药物有炔雌醇/醋酸环丙孕酮、屈螺酮炔雌醇片、二甲双胍等。

准备进入监测排卵周期的患者,在月经的第3~5天开始应用氯米芬、来曲唑或者促性腺激素进行诱导排卵。用药期间每天或隔天进行B超下卵泡监测,以获得卵泡的发育情况和排卵情况,一般卵泡直径≥1.8cm即成熟,如果存在排卵障碍,可酌情使用促排药物,如5 000/10 000IU hCG或0.1mg醋酸曲普瑞林(促性腺激素释放激素的类似物)以达到排卵的目的。

在B超监测卵泡情况的同时要注意关注子宫内膜厚度,因为子宫内膜厚度是影响受精卵着床的关键因素,一般在排卵日内膜≥0.9cm为佳。若存在子宫内膜偏薄的情况,可以在出现优势卵泡时酌情使用雌激素制剂,如戊酸雌二醇片、雌二醇贴片、雌二醇凝胶等。

除了在医院进行B超监测外,患者在家可以应用排卵试纸或测基础体温进行自我监测,当排卵试纸的检测线与对照线一样深时提示12~24小时内可能排卵,或当基础体温下降0.3~0.6℃提示处于排卵状态,以上情况时可以安排同房。

由于PCOS患者普遍存在黄体功能不全,在排卵后可以应用孕激素成分药物,促进增殖期子宫内膜向分泌期转化,以提高受孕率。

58. 多囊卵巢综合征患者为什么需要长期调理月经

经常在门诊会有患者向笔者询问:"医生,我确诊了多囊卵巢综合征(PCOS),治疗也有一段时间了,还需要治疗多长时间?"这时要斩钉截铁的告诉患者这个病需要长期管理,为什么呢？因为 PCOS 是以长期无排卵、高雄激素、卵巢多囊样改变为特征的内分泌综合征,也是育龄期女性月经紊乱最常见的原因。它的近期危害表现为月经紊乱、肥胖、多毛、不孕等;远期危害包括妊娠期并发症(如妊娠糖尿病、妊娠期高血压疾病、胎儿生长受限等)、2 型糖尿病、心血管疾病及子宫内膜癌的风险均会增加,严重影响了女性的生殖健康及生活质量,给患者带来极大痛苦并增加国家医疗开支。

　　但现在因为病因不明,无法将其根治。因此 PCOS 的治疗宗旨不是将疾病本身治愈,而是通过药物治疗以及生活方式的调节和减重等改善患者内分泌紊乱情况,提高生活质量,预防近远期并发症。

　　若这些治疗中断,PCOS 患者的多囊卵巢会继续作用于机体,引起机体内分泌与代谢紊乱,随之一系列临床症状及并发症又会浮现。因此在此告诫多囊卵巢综合征的女性们,一旦确诊 PCOS,若能有长期管理的意识,遵从妇科内分泌专科医生的规范化治疗与指导,它就变得没有那么可怕了。

59. 已经有孩子的多囊卵巢综合征的患者,还需要继续治疗吗

　　最近,在门诊问诊时,一位患多囊卵巢综合征(PCOS)的妈妈表示自己不用治疗了,笔者极力劝说她治疗,她却一脸疑惑地说:"我都已经有两个宝宝了,不打算再要了,治不治疗有什么问题呢？等有时间再说吧。"很多 PCOS 患者在生育之后往往会有

这样的想法，但答案是肯定"需要的！"

PCOS 是以排卵功能紊乱和女性体内男性激素过剩为主要特征。主要表现为月经不正常，身体多毛、痤疮和不孕等，是很多女性常见的一种复杂性内分泌疾病。但是很多人却只以为会影响生育，并不清楚其他的严重影响。

其实，PCOS 存在的多方面紊乱，如血雄激素升高或出现痤疮、脱发等高雄激素表现，血胰岛素水平升高，月经稀发或闭经，肥胖，存在糖、脂代谢异常，导致多种远期并发症，如 2 型糖尿病、心血管疾病、子宫内膜癌的风险升高。

短期来看，PCOS 的不良后果不是很明显，但这不能成为我们不重视它的理由，反而应该更加关注该疾病。所以不管处于哪个人生阶段的 PCOS 女性都应重视该疾病，不应任其发展。

60. 多囊卵巢综合征的患者为什么容易出现胎停育

门诊上偶有多囊卵巢综合征患者出现胎停育的情况。那么多囊卵巢综合征患者为什么容易出现胎停育呢？胎停育多发生于妊娠 12 周之前，常表现为早期血或尿中人绒毛膜促性腺激素（简称 hCG，是通过测量女性尿或血液获得的数值，不仅可以判断女性是否怀孕，在一定程度上还可以反映胚胎的发育情况）水平升高而妊娠 6~7 周 B 超检测未探及孕囊或胎心。早期妊娠丢失在 PCOS 女性中的发生率无统一报道，介于25%~73%之间。

PCOS 女性发生自然流产的原因有其自身疾病的特点：PCOS 疾病本身存在多种自然流产的高危因素如肥胖、高雄激素、高 LH 血症（LH 是黄体生成素的简称）、胰岛素抵抗、纤溶活性异常等。

此外,PCOS 不孕患者促排卵治疗也可能造成超生理状态的激素环境,这些都影响胚胎种植和子宫内膜的容受性(指子宫内膜接受胚胎的能力,是胚胎成功着床的前提),可能导致妊娠自然流产的发生。

PCOS 患者流产的防治策略包括:体重控制和改变不良生活习惯;促排卵前复方短效口服避孕药降雄激素、奥利司他的减重治疗;排卵后的黄体支持等。生命的种子得以萌芽并茁壮成长并非易事,需要孕妈妈无微不至的呵护。对于 PCOS 患者来说更是如此,所以 PCOS 孕妈妈在身体不适时,要及时到医院就诊治疗。

 61. 试管婴儿是多囊卵巢综合征患者的第一选择吗

答案是否定的。

多囊卵巢综合征排卵异常是最主要的表现,有多个小卵泡,却无法长成能排出并受孕的优势卵泡,由于排卵功能障碍使 PCOS 患者受孕率降低,同时,PCOS 患者一般黄体功能相对不足,也就是孕激素分泌不足,对胚胎的支持不够,导致了流产率增高。

那么,针对多囊卵巢综合征患者不孕的原因是由排卵障碍导致,除外输卵管及爱人精液因素后,首选应是促排卵治疗。

而多囊卵巢综合征的患者很多是超重或肥胖人群,PCOS 患者的腹型肥胖将影响其促排的效果及受孕率,所以在正式促排卵前,建议患者进行有效减重,减重 5% 以上能够更好地发挥促排卵治疗的辅助和促进作用,有的患者仅通过减重,月经就能得到恢复,甚至自然妊娠。

在正式进入促排卵治疗后，个体化的治疗方案就尤为重要，多囊卵巢综合征是一个异质性疾病，每个患者都有各自不同的特点，因此在促排卵治疗时，需要专业的妇科内分泌医生根据患者特点选择适合的方案，并在监测排卵周期中进行恰当的调整，提高妊娠概率。

　　如果多囊卵巢综合征患者合并输卵管梗阻或爱人精液异常，又或者是一段时间的促排卵失败，那么就应考虑适合的辅助生殖方案进行促孕治疗。

62. 月经规律就一定有排卵吗

　　月经和排卵的关系非常密切。排卵后卵泡壁萎缩，颗粒细胞增大形成黄体，分泌雌激素和孕激素，使子宫内膜水肿，当激素水平下降，子宫内膜缺血、坏死、脱落，形成月经。没有排卵就不会有周期性、规律的月经，排卵正常，月经才会正常。但是反过来也成立吗？月经规律就代表排卵正常吗？

　　答案是否定的。月经规律不一定有正常的排卵。正常的排卵是一个非常复杂的过程，很多因素可以影响排卵，其常见原因有卵泡发育不全、过早黄体化、未破裂卵泡黄素化综合征（luteinized unruptured follicle syndrome，LUFS）、黄体期不足等。在月经初潮不久，青春期的女性由于下丘脑 - 垂体 - 卵巢轴三者之间的调节不完善，常发生无排卵性月经。即使育龄期女性有规律的月经，也仍然大约有 5% 会出现无排卵。

　　因此备孕女性可以先通过记录基础体温或使用排卵试纸来监测排卵。如果没有排卵，要及时到医院就诊。

63. 促排卵治疗安全吗

随着生育政策的调整,越来越多的高龄女性想要二胎,但有些人的生育率较低,由此,促排卵药物的使用也相应增多。随之而来的是一系列问题:我患有多囊卵巢综合征,适合促排卵治疗吗? 促排卵治疗安全吗? 听说促排卵治疗存在并发症,是真的吗?

今天,来给大家介绍一下。

有生育要求的 PCOS 女性在通过各种药物进行促排卵治疗时,除了关注治疗的结局,人们也越来越关注由此带来的风险。

促排卵治疗常见并发症有哪些?

多胎妊娠:促排卵治疗的目的是使单个卵泡发育以恢复正常的生殖功能,但是临床中多个卵泡发育和排卵的情况难以预测和避免。多胎妊娠孕妇易出现早产、先兆子痫及妊娠糖尿病等情况,分娩时的并发症也相应增加,如产后出血、宫缩乏力及胎盘早剥等;围产儿的各种疾病的发病率和死亡率均升高。所以对于促排卵治疗的 PCOS 患者要意识到此方面的风险,尽可能减少多胎妊娠的发生,但是多胎妊娠不可避免。因此促排卵药物应该在医生的指导下正确使用。

OHSS 是超促排卵治疗中出现的一种严重的并发症,临床表现主要有:腹水、胸腔积液、少尿、卵巢增大等,由于体液大量外渗也可引起血液浓缩、电解质紊乱、肝肾功能损害及血栓形成,表现为腹胀、胃肠道不适症状、呼吸困难和尿量减少。OHSS 具有潜在的生命危险,如促排卵患者出现以上提到的不适,最好寻求医生的帮助,以确诊是否发生 OHSS,以免耽误治疗。

卵巢癌:研究显示卵巢囊肿的风险稍有增加,但侵入性癌症的风险并不增加。这一结论仍需进一步的研究证实。

此外值得一提的是大部分的研究并未证实一般促排卵药物增加乳腺癌的风险。所以接受促排卵治疗的女性应该被告知,诱导排卵药物与乳腺癌或卵巢癌没有明显的因果关系。

通过药物进行的促排卵治疗,在一定程度上能够满足女性孕育下一代的愿望,但促排卵治疗也存在潜在的风险。有生育要求的 PCOS 女性在进行促排卵治疗前一定要遵医嘱用药与调整。如果治疗后出现卵巢过度刺激,首先表现为下腹部胀痛,此时一定要及时寻求医生的帮助。

 64. **多囊卵巢综合征的病因是什么**

对 PCOS 的病因虽然已经进行了大量的研究,但是 PCOS 的真正病因目前尚不明确。目前普遍认为 PCOS 是遗传、环境、表观遗传等多因素互相作用的结果。

(1)遗传因素:PCOS 的遗传学证据在 1968 年由 Cooper 等提出,早期研究中发现 PCOS 具有家族聚集性,且认为与常染色体有关,在一级亲属中发病率更高。

(2)环境因素:饮食结构、生活方式及生活质量在 PCOS 的发生发展中具有重要作用。近年来还发现 PCOS 具有种族与地域异质性。此外环境毒素如内分泌干扰物,模仿内源性激素和晚期糖基化终产物会导致 PCOS 及其相关代谢功能障碍。

(3)有一定的遗传倾向:胚胎期暴露于高雄激素,即使经过后期干预,成年后仍然出现 PCOS 的典型症状。PCOS 患者与其父亲的代谢综合征相关程度较高,这种代谢综合征以糖尿病和高血压为主,证明父亲糖尿病与高血压的病史会给后代增加PCOS 的风险。

(4) 精神、心理:精神、心理因素是 PCOS 的重要因素。国外研究表明,青春期压力大的女大学生、生活压力大的人、作息无规律的人易患 PCOS。PCOS 患者的心理健康状态低于正常人,而这种心理问题进而影响日常的生活行为,例如暴饮、暴食、酗酒,从而扰乱内分泌系统,加重 PCOS 状态。

 65. 哪些人容易得多囊卵巢综合征

PCOS 是育龄期女性最常见的内分泌紊乱性疾病,在临床上以稀发排卵和 / 或无排卵、雄激素过高的临床和 / 或生化表现、卵巢多囊样改变为特征,常伴有胰岛素抵抗和肥胖。其病因至今尚未阐明,可能与遗传基因和环境因素有关。从临床观察来看,以下人群发生多囊卵巢综合征的概率较大:①肥胖的人群:研究发现肥胖是导致 PCOS 的主要危险因素之一,加剧了 PCOS 患者的性激素和临床特征表现,同时 PCOS 患者似乎有更高的肥胖风险,二者之间可能存在交互作用。有调查显示患有 PCOS 的人群中肥胖女性约占 30%,而正常体重女性仅占 5%。我国 PCOS 患者中超重和肥胖者约占 20%,在笔者门诊 PCOS 患者中超重和肥胖者约占 50%。肥胖和 PCOS 互相影响,形成恶性循环。因此减轻体重是治疗超重和肥胖型 PCOS 患者的重要治疗方法。②内分泌紊乱的人群:月经周期、经期及经量紊乱的人群中 PCOS 的患病率明显增加,其主要原因可能是 PCOS 患者的主要病理生理改变是稀发排卵或不排卵,临床上主要表现为月经稀发或闭经。因此,调节月经周期非常重要。③不孕的人群:

目前不孕症的患病率逐年升高,许多不孕症的患者在就诊的过程中发现患有 PCOS。研究表明,PCOS 患者中,不孕者占 75%,不孕是已婚 PCOS 患者就诊的主要原因。PCOS 是导致不孕的主要病因,高胰岛素血症及高雄激素血症是造成患者不孕的关键因素。因此,不孕症的患者需警惕 PCOS。④有家族史的人群:有母系月经紊乱(如月经不规律、月经稀发)、家族糖尿病病史、高血压史、肥胖史的人群可能更易患 PCOS。因为 PCOS 具有一定的遗传倾向。⑤焦虑、抑郁的人群:焦虑、抑郁是 PCOS 的危险因素,可能是通过影响神经内分泌轴的功能,导致月经失调、排卵功能障碍,而月经失调、不孕、肥胖、多毛、痤疮等也容易导致焦虑、抑郁,从而形成恶性循环。因此,应重视 PCOS 患者的心理疏导,必要时采取适当的治疗措施。

上述所有症状及相关问题很可能是多囊卵巢综合征引起。因此对可疑多囊卵巢综合征的患者应尽早诊断,待确诊后应尽早正规治疗。

66. 减肥有什么好办法吗

肥胖在多囊卵巢综合征患者中比较常见,且具有中心性肥胖的特征,正常人群中肥胖的比例逐年增加,PCOS 中的肥胖比例亦增加。代谢综合征、2 型糖尿病、心血管疾病及乳腺癌、子宫内膜癌等远期并发症的发病风险在肥胖型 PCOS 患者中成倍上升,因此减重尤为重要。

正常人群减重 5%~10% 能明显降低肥胖相关疾病的发生风险。合理的生活方式调整是长期改善代谢性疾病的有效方法。有研究显示通过饮食控制及运动方案减重 5% 以上,可以帮助

PCOS 患者恢复月经周期,增加排卵率。

肥胖逐渐成为现代社会的流行病,减重成为人们研究的热点。那么大家关注的减重有哪些方法呢?

减重方法如下:

(1)饮食疗法:低热量饮食是临床上较常采用的饮食疗法,低碳水化合物饮食、高纤维饮食(主要来源于水果、海藻、燕麦和豆类以及谷制品)、高多不饱和脂肪酸饮食(主要来源于植物性脂肪如花生油、棉籽油、菜籽油、豆油等)、高蛋白饮食以及戒烟、戒酒,减少咖啡因摄入。

(2)运动疗法:运动是降低体重、改善代谢性疾病的关键手段之一,能够辅助饮食治疗取得更好的效果。适量、规律、长期的有氧运动是肥胖患者减重的最佳选择如快走、慢跑、健身操、瑜伽、游泳、骑自行车和各种跑步机运动等。对于超重 / 肥胖的PCOS 患者,雄激素过多和多囊卵巢综合征协会(AEPCOS)推荐的具体运动建议如下:①每周至少完成 150 分钟的有氧运动,强度达到中高级程度,每周 3~5 次训练;②减少久坐的行为;③个体化方案需根据个人意愿并考虑到个人体力限度。

(3)医疗减重:复方短效口服避孕药(COC)、胰岛素增敏剂如二甲双胍、脂肪酶抑制剂如奥利司他。减重手术(一般情况下不建议采用):主流减重手术有 3 种,分别是腹腔镜下胃转流术(laparoscopic roux-en-Y gastric bypass,LRYGB)、腹腔镜下胃束带术(laparoscopic adjustable gastric banding,LAGB)、腹腔镜下胃袖状切除术(laparoscopic sleeve gastrectomy,LSG)。

以上就是减肥的主要方式,看看 PCOS 肥胖的你适合哪一种。

67.　多囊卵巢综合征患者要做哪些检查项目

多囊卵巢综合征规范化检查的目的是为了疾病的诊断。它是个排除性的诊断，只有排除了其他疾病之后，你才可能诊断多囊卵巢综合征。

首先测定患者性激素的水平，了解患者雄激素、黄体生成素（LH）、泌乳素有无升高。同时还要排除甲状腺的问题，所以要测甲状腺功能。如果说肾上腺有肿瘤，皮质醇偏高，也可以引起雄激素高，出现多毛、痤疮。怎么排除呢？要查皮质醇。多囊卵巢综合征，是否影响到全身的代谢呢？考虑在治疗的过程中，除了降雄激素，调月经之外，还要不要加其他的药物呢？所以要查血生化全项，包括肝功能，肾功能，血脂，血糖。因为很多孩子会有肥胖、转氨酶异常，此时在用药的时候要考虑，用什么样的药物来处理她目前的问题，怎样处理对肝肾负担最小。如果有血糖高、胰岛素抵抗的时候，我们要不要加胰岛素的增敏剂及降糖药物，所以这都要全面考虑。

当然多囊卵巢综合征的诊断，还必须确定卵巢有没有多囊改变，所以我们要做 B 超。已婚女性或有性生活的未婚女性常常做阴道 B 超，因为它可以直观地看清楚卵巢与子宫内膜；青春期或无性生活的女性可以做肛门 B 超。

对于多囊卵巢综合征的诊断，病史的询问，加上这些检查，基本上就可以诊断。如果考虑到将来对患者的指导，像我们还可以做营养的测定，很多家长也问，将来孩子饮食方面怎么注意，运动方面怎么注意？所以需要测定身体成分，了解脂肪是否会超标，那同样身高体重的人，如果说她的脂肪比例不一样，那么所需要的营养也不一样,甚至她的血型不一样,消化蛋白的能力也不一样,所以有必要给予饮食指导。但饮食指导并不是都去吃水果、蔬菜、粗粮,有些人可能吃这些食物无法消化,或者根本就不喜欢吃这些食物,那我们就根据患者所有的情况,包括饮食习惯,运动习惯,血型来进行一个营养与身体成分的分析,根据中国营养学推荐的标准,制订个体化的营养指导,通过测定三大营养物质,了解你在摄入方面是否充足,各种维生素微量元素是否充足,得知哪种食物里面含的这些成分是多还是少从而进行调整。这是目前最科学的定量营养指导,是根据每个人的具体情况测出来的,而不是根据公共卫生学的标准,说中国人平均应该有多少,每个人饮食习惯完全不一样,一定要个体化的进行营养的指导,此营养测定适用于所有人群。

　　所以 PCOS 的检查,包括血生化的全项测定,性激素的测定,甲状腺、皮质醇功能的测定,B 超的检查,再加上营养的测定,确诊之后,根据患者的具体情况,来选择不同的治疗方案。

68. 多囊卵巢综合征应该如何治疗

　　根据 2018 年由中华医学会妇产科学分会妇科内分泌学组及指南专家组制定的《多囊卵巢综合征中国诊疗指南》治疗原则:PCOS 病因不明,无有效的治愈方案,以对症治疗为主,且需长期的健康管理。

　　治疗目的:由于 PCOS 患者不同的年龄和治疗需求、临床表现的高度异质性,因此,临床处理应该根据患者主诉、治疗需求、代谢改变,采取个体化对症治疗措施,以达到缓解临床症状、解决生育问题、维护健康和提高生命质量的目的。

有些女孩来的时候就是以月经不规律为主,如果她的毛发表现的不是特别明显,雄激素高的表现不明显,比如说她没有明显的痤疮,也没有明显的多毛,建议以调月经为主,这时她缺的主要是孕激素,可以周期的给予孕激素,当然选择天然的孕激素比较好。

　　如果这个女孩通过全面检查,诊断为多囊卵巢综合征,她来的时候说"我觉得我脸上痘痘太难看了,太影响我的美观了",这个时候,建议进行降雄激素的治疗,降雄激素的治疗,现在我们用的口服避孕药是比较多的。

　　如果这个女孩来的时候,是想怀孕很久要不上孩子,最后经过全面检查诊断为多囊卵巢综合征,需要针对她目前情况,给予对症治疗后再进行促排卵治疗,目前的一线促排卵药物有枸橼酸氯米酚、来曲唑。大部分 PCOS 患者经过规范化管理促排卵治疗都能怀上自己的健康宝宝。

　　一些中成药也有一定降低雄激素、调节血脂的协作辅助作用,我们也可以给予相关治疗。如果说胰岛素也高,或者血糖也高,一般要加上降糖的药,或者是胰岛素增敏剂,二甲双胍用得比较多,但副作用有恶心,腹泻,这种情况下可减少用药剂量。

　　PCOS 的治疗,应该是长期管理,当然安全性检查是必要的,在用药治疗之前一定要全面检查,半年到一年后,一定再做全面的检查。如果说想要孩子,降雄激素、降胰岛素的药停用后就可以立即用促排卵的药,不需要等待半年,停药来月经后就可以促排卵。也有一部分人停药之后,月经恢复正常了,也有自己怀孕的可能。绝大部分人,停药以后月经还是不正常,因此还需要长期反复治疗。

69. 多囊卵巢综合征能根治吗

目前多囊卵巢综合征还不能说可以根治。

在门诊中有一些育龄期女性因为月经失调或者不孕首次来就诊,经过相关检查及抽血化验,考虑她们患有多囊卵巢综合征(PCOS),当告知她们所患疾病为 PCOS、需要长期治疗时,一些患者会有很多疑问:医生,我平时身体很好呀,我为什么会患这个病呢? 我能治好吗? 当然她们最关心的问题就是将来能不能治好,甚至有的患者看完病以后回家吃药,药吃完了就停了,过了一段时间后症状再次出现后又来到医院求治,所以多囊卵巢综合征需要长期反复治疗。

目前研究认为多囊卵巢综合征可能是由于某些遗传基因和环境因素相互作用所致。我们目前采用的所有的治疗方法,都不是为了治疗多囊卵巢综合征本身,而是为了治疗多囊卵巢综合征所引起的相关症状与问题。

70. 多囊卵巢综合征患者饮食上需要注意什么

能量摄入过量和饮食结构异常可能在 PCOS 发生、发展中起重要作用,饮食控制和调整是通过减少食物中的热量,减少体质量和预防体质量继续增加,改善糖脂代谢情况,进而控制内分泌紊乱状态,改善卵巢功能。

热量摄入的监测和健康食物的选择是饮食控制的主要组成部分。饮食控制包括坚持低热量饮食、调整主要营养成分比例、适当限制碳水化合物和饱和脂肪的摄入、替代饮食等方案,饮食方案为低脂、包含适量蛋白质、高碳水化合物、高纤维素、全麦食品、水果、蔬菜等。

除了限制热量达到减重的目的外，不同热量营养素配伍的饮食模式对体重的减轻有不同的效果：

（1）低碳水化合物饮食（生酮饮食）：低碳水化合物、高脂肪及适当蛋白质的饮食模式，可以显著改善血糖和血脂状态。

（2）低升糖指数（GI 指数）饮食：增加纤维类、全麦类面包、谷物及水果和蔬菜的摄入；低 GI 指数饮食可改善血糖和餐后胰岛素反应。

（3）低脂肪饮食：脂肪摄入所产生的热量低于总热量的30%，同时降低饱和脂肪酸，增加不饱和脂肪酸的饮食。

（4）低淀粉 / 低乳制品饮食：研究发现低淀粉 / 低乳制品的饮食利于肥胖 PCOS 患者减重。

（5）地中海饮食模式：富含全谷类、豆类、水果、蔬菜和坚果等植物性食物，橄榄油是膳食中脂肪的主要来源，适量摄入鱼类和禽类；地中海饮食模式可以减少心血管代谢危险因素。

（6）终止高血压饮食模式：是一种为预防高血压而设计的长期健康饮食方式，它建议人们减少饮食中钠的摄入量，并且吃多种富含维生素 K、Ca、Mg 等帮助降血压的食物，研究表明该饮食模式益于减重。

生活方式干预是 PCOS 的一线疗法，其中饮食控制很重要，体重管理需要得到重视。

71. 多囊卵巢综合征会影响性生活吗

其实 PCOS 疾病本身不会影响性生活，但 PCOS 患者是发生精神和行为异常、生活质量下降的高危人群。一个 PCOS 特异性生活调查问卷(PCOSQ)结果表明,PCOS 的症状可以影响患者生活质量、导致心理疾病,甚至威胁女性特征,改变自我认知。心理调查表发现,PCOS 患者缺乏自信,患抑郁症、性心理障碍疾病的发病率增加,对外来压力易感,生活质量下降,PCOS 患者明显对生活不满意,认为自己吸引力小、性满意度下降。

　　爱美是每个女人的天性,多毛症、痤疮、肥胖及黑棘皮症等症状不仅会影响患者的外貌,还给患者带来不良的心理影响,常导致患者缺乏自信、对外来压力易感、对生活不满意;孩子是一个家庭的希望,因此不孕症进一步增加了患者心理负担,严重者出现抑郁症及精神病性症状,久而久之,导致性心理障碍疾病发生率增加及性满意度下降。

　　因此,通过规范、合理、有效的治疗,解决多囊卵巢综合征患者的肥胖、多毛、痤疮、黑棘皮症及不孕等症状,从而减轻患者的心理疾病,提高生活质量及性生活满意度。

（阮祥燕　王虎生　豆竹丽　秦　爽　李　萌

金　婧　闵　敏　宋菁华）

第四章

不孕不育怎么办？教你提高受孕率

不孕不育困扰着很多家庭,为了能成功孕育,无数的不孕夫妇及家庭走了很曲折的求医之路也带来过无尽的烦恼与痛苦。本章就常见问题为你解答与支招。

72. 什么情况下可以诊断为不孕或不育

拥有一个健康聪明的宝宝是每个家庭最大的愿望,实际上人类的正常生育率是比较低的。在正常夫妇群体中,每个月的最高妊娠率实际上仅有 20%~30%,妊娠失败是一种比较常见的情况。

很多夫妇在婚后较长时间采取无保护措施的性生活,却一直未能如愿怀上宝宝。此时,很多人会产生疑问:我是不是得了不孕症？那么,究竟什么是不孕症呢？

不孕症的定义为至少一年未避孕性生活规律而未能怀孕者。如果按照这个标准来界定,在 15~44 岁的女性中有 12%(约730 万人)生育能力异常,主要为妊娠能力下降,或者是妊娠后产下活胎能力下降。女性不孕的因素很多,临床实际工作中,我们发现许多婚后未避孕性生活一年以上不孕者,仅有女方来医院进行检查,但实际上,男性因素也是造成未能怀上宝宝的原因，而且占相当一部分比例。因此，来医院行不孕症检查时，应当夫妇双方同时进行，而不是单纯女方进行相关检查。很多女性在检查后，没有发现任何问题，结果一看，男方生殖能力出现了严重问题（如无精症等），这种情况十分常见，既浪费了时间，耗费了大量金钱，又徒增家庭压力，很不应该。

73. 多大的卵泡才叫成熟卵？对生育有什么意义

　　中国有句古话叫"瓜熟蒂落"，就是时机成熟的时候，满心期待的事情自然会成功，这句话用于备孕过程亦是如此。备孕过程中，卵巢排出的成熟卵子，是成功孕育的关键因素之一，那么卵子在卵巢中发育到什么程度才算成熟呢？女性卵巢的最重要功能之一为产生卵子，同时产生女性激素，如雌激素、孕激素，这对于维持女性年轻美丽，维持妊娠有着十分重要的作用。

　　女性卵巢最初有数以万计的未成熟小卵泡，但是，在女性逐渐发育过程中，许多小卵泡长着长着就消失了，这是一种自然现象，剩下的那些卵泡逐渐发育，由小到大，直至最终成熟"破孔而出"，每个月正常情况下仅会自发排出一颗成熟卵泡。

　　那么怎么样才算是成熟卵泡呢？相信很多人在临床上都会遇到这样的问题，为什么我的卵泡越长越小，甚至长着长着就没了呢？在临床上经常听见的问题之一就是：大夫，我的卵泡现在有 1.4cm，算不算成熟？

　　通常情况下，门诊上用 B 超监测的方法观察卵泡发育情况，肉眼下看到的"泡状体"不仅仅是卵子，还有卵子周围的卵泡液。确切地说，肉眼下我们是看不到卵子究竟长到多少了，除非借助特殊的显微仪器。

这就好比是一颗生鸡蛋，放在你面前，不敲开它，你怎么知道里面的蛋黄究竟是大还是小，恰恰是蛋黄才是决定受孕的关键部位，这个蛋黄就好比我们卵泡中的卵子，卵子周围的卵泡液就好比是蛋清。

每一个阶段均会有一批小卵泡在体内被唤醒，这些卵泡竞争周围供给生长所需要的"养分"，最终只有一个卵泡被筛选出来，这就好比自然界中的优胜劣汰，当卵泡超过18mm，接近20mm时，就成为成熟卵泡，即将排出。

生命的孕育离不开成熟的卵子，当卵子成熟并与"闯过"层层关卡、充满活力的精子相遇时，生命的孕育将拉开序幕。

欲速则不达，所以备孕中的女性不要着急，当卵子成熟时，宝宝的降临将成为水到渠成的事。

74. 卵泡不长怎么办

很多想要宝宝的女性，经过一段时间的备孕，肚子却迟迟不见动静，经过门诊检查，诊断为卵泡发育异常。

其实，卵泡发育异常在备孕失败的女性中较常见，主要表现为卵泡发育慢，或者排卵异常。当出现这种情况时，我们通常会应用促排卵药物帮助卵泡发育，促进卵子排出。

对于持续无排卵的女性，我们可以应用促排卵药物促进排卵，即一个单一优势卵泡的选择和单个卵泡排卵，这个过程通常称作是"诱导排卵"。

另一种应用主要针对接受试管婴儿的女性，用促排卵药的目的是促使多个卵泡而不是单一卵泡的发育，一次获得较多卵子，进一步培育成较多胚胎。

促排卵药物在临床上有严格的应用，必须遵循一定的方案流程，其中一线治疗药物为氯米芬，这是促排卵时的首选药物。

当氯米芬或来曲唑反应较差时，特别是对于多囊卵巢综合征的女性，可以加用胰岛素增敏剂——二甲双胍，以上治疗方案都失败的情况下，可给予促性腺激素治疗。

自20世纪60年代以来，氯米芬就应用于促排卵治疗中，其安全、有效、易于使用、价格便宜，因此作为一线促排卵药物，多用于体内促性腺激素[卵泡刺激素(FSH)及黄体生成素(LH)]正常的不排卵女性。用药方法，通常在月经第3天或者第5天开始，连续应用5天，初始剂量为每天50mg(1片)。当应用效果不明显时，逐渐增加剂量，最大剂量为每天150mg(3片)。

氯米芬的优点是并发症病例较少，卵巢刺激综合征发生率也较低，因此是最为安全的一种促排卵药物。但因其抗雌激素特性，引起子宫内膜薄及宫颈黏液黏稠，不利于孕卵着床和精子穿透，现在临床应用越来越少。

目前，中华医学会妇产科学分会妇科内分泌学组指南推荐，在PCOS的促排卵治疗中，来曲唑是一线促排卵药物。

二甲双胍属于胰岛素增敏剂，一般用于多囊卵巢综合征伴有胰岛素抵抗、高雄激素血症的女性，如果患者本身通过改变生活习惯，加强锻炼，减轻体重，可以获得更好的促排卵效果。

一般二甲双胍的用药方法为每次500mg，每天2~3次。常见副作用有恶心、呕吐、腹泻，随着用药时间的延长，这些症状可以减少。

经历了近50年的发展，促性腺激素现在被越来越多的应用到临床促排卵中。最初，促性腺激素是从绝经后女性尿液中提取出来的，其中卵泡刺激素(FSH)和黄体生成素(LH)的比例为

1 : 1，但是由于制作过程需要大量绝经后女性尿液，且促性腺激素需求量日益增加，旧的提取方法较难满足市场需求。

在 20 世纪 90 年代，人们研究出重组人 FSH 的制作方法，这大大提高了促性腺激素产量，同时还保证了更高的纯度和一致性。一般用药方法为递增应用，从低剂量起，逐渐增加剂量，在促排卵过程中随时用 B 超监测卵泡发育情况。

虽然促性腺激素直接刺激卵巢内卵泡生长，获得更好的促排卵效果，但是临床上如果不严格按照规范应用，可以造成卵巢过度刺激综合征和多胎。

所以促排卵药物不能随便应用，特别是现在市面上曾经有售的"多仔丸"，如果滥用轻则发生卵巢过度刺激综合征，重则死亡。因此，在临床上我们要针对患者的情况采用个体化的促排卵治疗方案，减少促排卵并发症的发生。促使优势卵泡的生成，帮助患者受孕。

75. 为什么有的卵子总是排不出来

在临床促排卵过程中，我们常常可以看到很多女性卵巢已经有成熟卵子，但是总是不能自己排出，一旦出现这种情况，不仅会导致卵子质量下降，还会导致子宫内膜发育与卵子发育不同步，受孕率降低。那么，为什么会出现有成熟卵子而不能自己排出的情况呢？

常见原因为自身内分泌的异常，例如有多囊卵巢综合征的女性，此外还常见于盆腔炎症较重，卵巢组织周围有较多炎性形成的纤维粘连妨碍卵子"破孔而出"。

另外一种顽固性的成熟卵子不能排出，有一个专门的名词，叫做"卵泡黄素化未破裂综合征"，此时成熟卵泡已经发生变化，临床上称为黄素化，B超下可以观察到特殊的变化征象，一旦出现这种情况，则此周期的这个卵泡就不可能排出形成受精卵了。

这种情况应该如何治疗呢？

对于前一种情况，临床上有帮助卵子排出的药物，一种是hCG（人绒毛膜促性腺激素），外源性给予hCG不仅可以帮助卵子排出，另外可以增加子宫内膜容受性，增加受孕率。

另一种是GnRH-a药物，此种药物的使用可以发挥"扳机"作用，帮助卵子排出。同时应用许多活血化瘀、治疗炎症的中成药物，辅助卵子排出。

而对于后一种"卵泡黄素化未破裂综合征"的患者，即使应用促排卵药物也无济于事，反复出现这种异常的患者需要考虑采用试管婴儿的方法，采用穿刺技术将成熟卵子在黄素化之前取出，体外培育成受精卵移入宫腔内，帮助受孕。

不论是哪种不排卵情况，都有治疗的办法，把心态放平稳，听从医生的治疗意见，相信害羞的卵子"姑娘"终会出现。

76. 促排卵是不是一次排得越多越好

不是。促排卵是指在有排卵障碍的情况下，采用药物和手术的方法诱导排卵的发生。由于促排卵药物导致大量卵泡生长，一些可以正常受孕的妇女为了生多胞胎也尝试用促排卵药。促排卵药可能导致人为多胞胎，但这给母婴健康带来极大的风险。多胎妊娠的孕妇更容易发生妊娠期贫血、妊娠期高血压疾病、妊娠糖尿病、羊水过多、胎盘早剥、前置胎盘、胎位异常等诸多并发症,其所承受的痛苦和危险是普通孕妇的数倍。而且一次排出卵泡数目过多,容易引起卵巢过度刺激综合征(ovarian hyperstimulation syndrome,OHSS),后者的典型临床表现为不同程度的腹胀、恶心、呕吐、腹泻,少尿或无尿、血液浓缩、血容量不足、电解质紊乱、胸腔积液、心包积液、腹腔积液、呼吸窘迫综合征,伴血栓形成倾向的高凝状态及多器官功能衰竭等,严重者需住院治疗,甚至终止妊娠才能缓解病情。年轻、多囊卵巢综合征患者更容易发生。所以排卵不是越多越好,促排卵自然同房受孕的女性,一个周期保证 1~2 颗卵泡发育排出即可。

77. 促排卵药物可以反复使用吗

我们来回顾一下女性整个生命阶段卵泡发育情况:

女性到出生时,体内仅剩 200 万个未成熟卵泡处于休眠期,部分卵泡在这个时期内闭锁消失。当月经初潮,女性开始进入生育期,此时剩了约 30 万 ~40 万个原始卵泡,此后这部分卵泡在不断闭锁。女性一生中,大约有 400 个卵泡发育成熟,最终排出。

因此,我们可以看到女性体内的卵泡并不是"取之不尽,用之不竭"的,那么促排卵药物可以反复应用吗？答案是可以的,如果促排卵药物规范的应用,例如氯米芬或来曲唑促排卵,应尽可能保证少于 3 颗优势卵泡发育,则是可以反复应用的,促排卵药物规范应用,避免并发症的发生,对女性身体没有伤害,因此是可以反复应用的,但一般连续应用 6 个周期没有怀孕需要做不孕的其他检查如门诊微型宫腔镜或输卵管的检查等。

78. 试管婴儿孕育的宝宝健康吗

　　我们在进行试管婴儿之前应用促排卵药物，主要是为了帮助女性提高卵子质量。任何一种应用到人身上的药物在进入市面上之前，首先经过了动物实验、临床试验后才应用到市面上，进入到医院治疗的环节，在专业医生指导检测下促排卵一般是安全的。全球第一例试管婴儿现在已经长大成人，并且有了自己的宝宝。

　　另外，对大量试管婴儿后代追踪研究表明，促排卵药物对子代是安全的。一些女性在应用促排卵药物后生出的宝宝有先天的异常，其实这与促排卵药物无关。

　　很多女性本身卵子质量就有问题，在临床检查中只能对卵子、受精卵状况做一个粗略的评价，但是不能从微观上把卵子、受精卵剖开来看，内部质量究竟是怎样的，正常受孕的女性生育有先天异常的宝宝本身就有一个概率，应用促排卵药物而后同房的女性本身也是正常受孕女性的一部分。所以在临床上尽可能做到优生，但是不能百分之百的达到优生的目的，因为还有很多情况是我们所不能掌控、预测的。

79. 如何应用排卵试纸自测排卵

　　在门诊往往会遇到这种情况：需要超声检测排卵的患者由于各种原因无法按要求的时间来复诊，造成不能有效地指导同房，于是用排卵试纸自测排卵就成了一个补救措施。

　　那如何使用测排卵试纸呢？今天来给大家介绍一下。

排卵试纸是通过检测黄体生成激素的峰值水平，来预知是否排卵的。女性排卵前 24~48 小时内，尿液中的黄体生成激素会出现高峰值，用排卵试纸自测，结果就会显示为阳性，预示着 24~48 小时内会排卵。女性的排卵日期一般在下次月经来潮前的 14 天左右，排卵日及其前 5 天和后 4 天加在一起称为排卵期。一般情况下，建议在月经来潮的第十天开始测，尽量采用每天同一时刻的尿样，收集尿液前 2 小时应减少水分摄入，因稀释了的尿样也会妨碍黄体生成素峰值的检测；而且不能用晨尿，因为尿液经过一夜的积累，尿液中所含黄体生成激素不能代表实际的值。一天之中，测试排卵的最佳时间是早 10 点至晚 8 点。每天测一次如果发现在逐渐转强，就要增加测的频率，最好每隔 4 小时测一次，尽量测到强阳，抓住强阳转弱的瞬间，排卵发生在强阳转弱的时候。如果发现快速的转弱，说明卵子要排出了。在排卵日时排卵试纸由两条线转变为一条线，即由阳性变成阴性时，卵子可能就排出了。

80. 排卵后怎样进行性生活有利于受孕

受孕是个大环境的问题，可以用"天时、地利、人和"这几个字来概括，女性本身身体状况要调节好，要放松心情，在一个欢愉的状态下进行性生活，受孕成功率高。

同房后，可以加上调节子宫内膜功能的中成药及西药，帮助提高受孕率。看到这里好像一直在说女方，其实做丈夫的不是一点责任都没有，既然准备要宝宝了，精子质量也不能落后，"封山育林"需要早做准备，虽说精子对外界的耐受性要稍强于卵子，但是不代表精子就可以无坚不摧，实际某些程度上精子也是很娇嫩的，例如久坐的男性，阴囊温度较高，精子死亡率就会升高；吸烟饮酒的男性，精子质量大多也好不到哪里去；长期工作压力较大，此时进行精子质量检查，就会出现少精、弱精的情况。因此，我们看到，在进行性生活前，夫妻双方都要先进行充分的准备，在状态均佳的情况下再同房，可以提高受孕率。

 81. **子宫内膜薄是怎么造成的？ 有治疗方法吗**

常听不孕症的患者咨询："医生，生殖科医生说我的子宫内膜太薄了，为什么会薄呢？ 有什么好办法吗？"

什么是子宫内膜薄呢？ 其实，子宫内膜薄只是一个超声的影像学表现。一般认为，在排卵日左右，超声提示子宫内膜厚度小于 8mm 即可考虑为薄型子宫内膜。临床表现为不明原因的月经量过少，可致反复流产或不孕，造成辅助生殖成功率下降，严重影响妇女生活质量。有报道认为，在胚胎种植失败的病例中，60% 是由于子宫内膜过薄造成的。

其病因及发病机制很复杂，其中宫腔粘连是一个很重要的局部病因。我们在之前的问题中提到过，宫腔粘连大多是反复的宫腔操作尤其是多次人工流产造成的，所以这一部分病人也会有较大概率出现子宫内膜过薄的问题。其他病因包括子宫内膜结核、先天性子宫发育异常以及部分不明原因等。

那么，出现了内膜薄的问题该怎么办呢？ 一直以来，有很多专家学者致力于解决这方面问题，有一些得到了很好的结果。

针对宫腔粘连导致的薄型内膜，宫腔镜手术去除病灶 + 大剂量雌激素修复可以起到一定的效果，但往往需要联合一些中成药或中药改善内膜血供，增加内膜雌激素受体才会有更好的效果。

其他类型的薄型内膜目前临床处理主要集中在改善子宫内膜血流灌注以及加用具有刺激细胞生长功能的细胞因子（如生长激素等）；仿生物电刺激也可能增加盆底、阴道、子宫内膜和子宫肌肉的血液循环，增加组织营养，从而促进子宫内膜生长，相关的研究也在进行中。

总之，预防是薄型子宫内膜治疗的关键，尽量避免多次人工流产或子宫内膜感染，可以较大概率地降低疾病的发生。

82. 子宫偏小对受孕有什么影响

在回答这个问题之前，需要先普及一下相关知识：

女性体内子宫形态似倒梨形，是一个空腔器官，为胚胎发育的场所。成人子宫大小为长7~8cm，宽4~5cm，厚2~3cm，宫腔容量约为5ml。

子宫分为子宫体和子宫颈两个部分。子宫体顶部称宫底部，宫底部两侧为宫角，与输卵管相通。宫体与宫颈之比，在婴儿期为1∶2，成年后为2∶1。

有了这个基础介绍后，大家可以比照自己的检查结果，看看自己的子宫是否符合成熟子宫大小。

子宫发育不成熟本身就是影响受孕的一个因素，因为胚胎在子宫宫腔内要逐渐发育，如果子宫大小本身不足，则妊娠过程中会出现流产、早产的情况。我们要看到子宫发育不成熟背后的原因。女性子宫发育的前提是女性自身内分泌正常，有足够的性激素促进子宫体发育。而子宫发育不成熟大多是由于青春期女性本身内分泌异常。

　　例如月经初潮年龄晚，或者一直未有月经初潮，很多偏远地区家庭认为，孩子快 18 岁了，没有月经也没什么大问题，一直置之不理，结果等到快结婚的年龄，还是不来月经才来医院检查，此时往往错过了子宫生长的最佳时期。

　　而女性内分泌正常需要下丘脑 - 垂体 - 卵巢轴上多个环节共同作用，其中任何一个环节出现问题，都会使得内分泌异常，其中性激素生成不足就会导致子宫发育不良。此外，任何一个环节的问题也会影响到女性排卵，所以无论是从排卵角度还是胚胎发育角度，子宫发育不成熟都会影响受孕。

　　一旦出现这种问题该怎样进行治疗呢？对于这部分患者我们尝试应用性激素补充的方法刺激子宫生长，有的患者在治疗过程中子宫可以有发育，逐渐增大，即使不能达到完全正常的大小，接近正常大小时也可以试孕。

　　另一部分患者在经过激素刺激后子宫没有改变，子宫仍小，属于幼稚子宫，这部分患者试孕受孕率较低。

83. 子宫肌瘤对妊娠有影响吗

　　子宫肌瘤在育龄期女性中患病率约为 30%，是女性生殖系统最常见的良性肿瘤，如图 4-1 所示。随着生育年龄的推迟以及中国全面两孩政策的放开，不少子宫肌瘤患者在就诊时仍有生育要求。那么问题来了，子宫肌瘤的患者生育能力会有变化吗？妊娠期间，子宫肌瘤可能会发生哪些变化呢？对妊娠到底有什么影响呢？我们将从这三个方面谈起：

　　（1）子宫肌瘤对生育能力的影响：子宫肌瘤患者的妊娠率

和着床率比正常育龄期女性将显著下降，尤其是在导致宫腔形态改变的黏膜下或肌壁间肌瘤患者。子宫肌瘤可能通过以下几种机制影响患者的生育力：①解剖结构改变：不同部位的子宫肌瘤可能引起宫颈、宫腔和输卵管开口形态改变，从而影响精子和受精卵的运输及着床。②功能改变：子宫肌瘤可导致子宫肌纤维的异常排列，使子宫发生异常收缩，从而影响受精卵的运输和着床，并增加流产率。③局部激素环境改变：局部高雌激素环境可导致局部血管通透性增强、蛋白质和黏多糖沉积等，从而引起腺体增生和息肉形成，不利于胚胎着床。④内膜环境改变：子宫肌瘤的压迫可引起内膜萎缩、腺体扭曲、静脉曲张等，从而导致子宫内膜血流及内膜环境的改变，影响胚胎着床和发育。

总之，子宫肌瘤对女性生育能力的影响是多方面的，主要取决于子宫肌瘤的类型、位置以及与子宫内膜的关系。

（2）妊娠对子宫肌瘤的影响：妊娠期间，由于激素水平的变化，子宫肌瘤可发生如下病理改变：

1）体积增大：由于妊娠期间子宫平滑肌细胞肥大、水肿，使得子宫肌瘤变大变软。

2）红色变性：常见于妊娠期或产褥期。由于肌瘤在迅速变大的过程中，静脉回流受阻引起出血所致。患者自觉局部腹痛，肿瘤迅速增大变软，可伴呕吐、发热。经卧床休息，给予抗生素等对症处理，通常可使病情缓解，孕期得以顺利延续。

3）蒂扭转：浆膜下肌瘤蒂扭转并不常见，妊娠期其发生率明显高于其他时期，一旦发生，应考虑行肌瘤剔除术。

（3）子宫肌瘤对妊娠的影响：子宫肌瘤对妊娠有无影响取决于肌瘤位置，是否发生红色变性或蒂扭转等并发症。黏膜下子宫肌瘤可影响受精卵着床,导致早期流产,肌壁间肌瘤过大也可使宫腔变形或内膜供血不足引起流产。

对分娩的影响:如果肌瘤发生在子宫体部,随着子宫增大,肌瘤可被挤出盆腔,但不会影响分娩。生长位置较低的肌瘤则停留在盆腔中,影响先露入盆,导致先露高浮及胎位异常,阻碍正常分娩。肌壁间肌瘤常常影响第三产程及发生产后出血,特别是当胎盘附着部位达到或超过子宫肌瘤附着处时。

对产褥期的影响:黏膜下肌瘤如在分娩时并发感染、肌壁间肌瘤影响子宫复旧,均可导致晚期产后出血的发生。

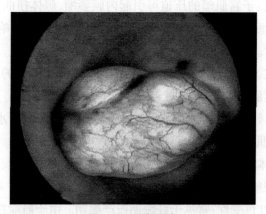

图4-1　子宫肌瘤

84. 长了子宫肌瘤是应该切掉,还是不管它先要孩子

说了这么多子宫肌瘤对妊娠的影响,那么,患有子宫肌瘤的患者到底应该先治疗肌瘤还是先怀孕呢?

原则上对有生育需求的患者子宫肌瘤首选保守治疗,包括某些中药中成药（如宫瘤宁、乌利司他等），如果肌瘤的位置可能影响妊娠或者胎儿，则需要在孕前进行处理，比如黏膜下子宫肌瘤或有症状的肌壁间子宫肌瘤。但对于合并不孕的患者来说，2017 年《子宫肌瘤的诊治中国专家共识》提出，子宫肌瘤合并不孕就是手术治疗的指征。

建议对不孕症合并引起宫腔形态改变的黏膜下子宫肌瘤患者行宫腔镜下肌瘤剔除术，但术中需注意保护子宫内膜及谨防术后宫腔粘连的发生。

肌壁间无症状子宫肌瘤合并不孕患者如肌瘤引起宫腔形态改变，建议行肌瘤剔除术；如肌瘤未引起宫腔形态改变，则不论肌瘤大小及数目，均不推荐行肌瘤剔除术；但对于特殊情况，需采取个体化治疗。对于经腹或经腹腔镜等具体术式的选择，应根据肌瘤数量、大小、位置和术者的手术技巧等进行综合选择，在条件允许的情况下应尽量选择腹腔镜手术。

综上所述，当不孕症患者的子宫肌瘤有症状时，建议行肌瘤剔除术以改善症状。对于无症状性子宫肌瘤合并不孕症者，首先需判断子宫肌瘤与子宫内膜的关系，有宫腔形态改变者需要治疗，无宫腔形态改变者不推荐手术治疗，且一般不需要考虑肌瘤的大小、位置和数目。浆膜下肌瘤及大部分肌壁间肌瘤一般不会影响宫腔形态，妊娠前无需手术治疗。黏膜下肌瘤和部分肌壁间肌瘤可导致宫腔形态异常，需行手术治疗，必要时也考虑高强度聚焦超声治疗。

85. 子宫内膜异位症有哪些临床表现

子宫内膜异位症患病率为 10%~15%，通常会导致不孕。近年来,子宫内膜异位症的发病率不断升高,已经成为妇科常见病、多发病。

　　子宫内膜异位症的发生部位以卵巢为主,其次为直肠子宫陷凹,包括子宫后壁、直肠前壁和宫底韧带,最后常见的为腹壁切口。是属于行经年龄的疾病,简言之就是可以发生在月经初潮后至绝经前的任何年龄。其好发年龄多为 30~45 岁,其中常见临床表现分为以下几种,换言之有以下症状时,需要警惕:

　　(1)月经过多:这是子宫内膜异位症常见的临床表现之一,但是关于这种表现一直没有找到满意的解释。

　　(2)痛经:子宫内膜异位病灶可以发生和正常子宫内膜同样的周期性变化,月经周期后半期子宫内膜增厚充血,瘤内压力逐渐增高,就可以引起疼痛。这种疼痛的特点是从经前开始,持续整个月经周期,至月经结束后数小时。疼痛部位通常是在下腹正中,有时可以放射到直肠、腰背部。疼痛感多为坠胀感,严重者大汗淋漓,伴发恶心、呕吐甚至虚脱。

　　(3)急腹症:常见于卵巢子宫内膜异位症囊肿破裂后,囊液流入腹腔中引起的急腹症,有时小的破裂不容易察觉,但是较大破裂时可以引起明显剧烈的疼痛。

　　其治疗方法有激素治疗和手术治疗,前者常用药物如孕激素,很多患者经过治疗后可以免去手术治疗,从而使得许多年轻患者得以保留生育功能。但卵巢子宫内膜异位囊肿,本身可以致卵巢储备功能降低,手术往往是必要的,但术后也容易出现卵巢功能提前衰退,目前国际上提出:子宫内膜异位症初次手术时取部分正常卵巢组织冻存,待患者卵巢功能衰退后再移回自体,不仅可以恢复生育的能力,还能恢复卵巢的内分泌功能。

86. 子宫腺肌病对妊娠有影响吗

子宫，是人类生命初始的家园，是孕育希望的港湾，但是，它十分脆弱，一不小心就会受到伤害，进而影响女性的身体健康，导致女性不孕不育。子宫腺肌病也是导致不育的原因之一。

子宫腺肌病是指子宫内膜（包括腺体和间质）侵入子宫肌层生长而产生的病变。病变常弥散在子宫肌层，当病变在子宫肌层内表现为局限结节时，又称为子宫腺肌瘤。

过去子宫腺肌病被人们称为内在子宫内膜异位症，但是近年来，人们发现子宫腺肌病与子宫内膜异位症在发生、诊断、处理上均有很大差异，故不再称之为子宫内膜异位症。

子宫腺肌病的平均发病年龄为 30~50 岁经产妇，约 15% 同时合并内异症，约半数合并子宫肌瘤。特点：子宫体均匀增大，质地坚硬，这与子宫肌瘤稍有区别。

关于子宫腺肌病的治疗，由于该病的痛经和月经量增多的表现常比较明显，所以多年来认为子宫切除是子宫腺肌病最为有效的治疗方法，但是如果患者没有明显的症状或者无生育要求，也可以采用期待治疗，待自然绝经。

子宫腺肌病与生育的关系之前早就有报道，早在 1997 年就提出该病与生育、临产及剖宫产有关，但与不育之间的关系研究甚少，缺少大量的文献数据。随着研究进展，人们进一步发现其属于免疫疾病之一，也可以导致不育的发生。

子宫腺肌病是常见的妇科疾病之一，近年来，发病有年轻化趋势，属于疑难杂症。育龄期女性如果有长期痛经史或月经量过多的症状，不要单纯以为是受寒或运动量大导致的简单痛经,应尽早去医院诊断。

87. 有子宫内膜异位症、子宫腺肌病,怀孕后就能好了吗

对于患有子宫内膜异位症的女性,我们通常会告诉她们,怀胎十月,子宫内膜异位病灶会有缓解。为什么呢? 这还要从子宫内膜异位病灶特点来解释,异位的子宫内膜与正常内膜一样,可在女性体内激素作用下发生一系列变化。而妊娠对子宫内膜异位症的影响是有利的,妊娠可以抑制子宫内膜异位病灶的生长,在这个过程中主要是妊娠期间的孕激素在发挥作用,在孕期大量孕激素和雌激素的持续作用下,异位病灶可以缩小甚至消失,从而使患者的症状得到不同程度的缓解。我们在生活中会听说过,许多女性在妊娠前痛经比较明显,但是怀孕生孩子之后,痛经症状明显减轻了。

而妊娠对子宫腺肌病的影响与子宫内膜异位症是不同的,虽都是子宫内膜异常种植所致,但是研究表明子宫腺肌病子宫内膜来源与子宫内膜异位症不同,因此妊娠对于子宫腺肌病的抑制作用不如子宫内膜异位症明显。

88. 得过宫外孕还能再正常怀孕吗

受精卵在子宫宫腔以外的部位着床称为异位妊娠,习惯上我们把其称为宫外孕。根据不同的种植部位,宫外孕可以分为输卵管妊振、宫颈妊振、卵巢妊娠、腹腔妊娠等,其中以输卵管妊娠最为多见,且其发病有逐渐增加的趋势。

有过宫外孕病史的人都会有这样的疑问，那就是："宫外孕会影响以后再要宝宝吗？"现在我们就来聊聊这个话题。

首先，宫外孕后的女性，不管是药物保守治疗还是输卵管手术，都要使用输卵管造影检查来了解对侧输卵管是否通畅，必要时可行宫腔镜检查进一步了解输卵管通畅及子宫内膜情况。

其次，建议在月经周期第 2~3 天时检测基础女性内分泌激素及甲状腺功能，排除多囊卵巢综合征、高泌乳素血症及甲状腺相关疾病等，同时检测排卵情况与男方的精液情况。

经过以上几个方面的检查，检查未发现异常情况，建议试孕半年至一年；如果发现以下情况，考虑自然怀孕的概率低下，可以考虑采用辅助生殖技术——体外授精、胚胎移植技术（俗称"试管婴儿"）助一臂之力。

宫外孕并不可怕，我们对其要有正确的认识和用科学的态度对待。对于备孕的夫妇来说，孕前检查可以早期发现异常情况，在一定程度上预防宫外孕的发生，一旦发生宫外孕，则需要进一步深入检查，最大程度上降低宫外孕的危害。如果检查过程中存在需要"试管婴儿"的指征，可以应用这一成熟、安全、有效的技术助孕。

89. 人工流产会导致输卵管炎造成不孕吗

我们都知道当细菌多、毒力强或机体抵抗力降低时，易发生输卵管炎。而当我们经历流产后，机体抵抗力自然会降低，子宫也会受到一定程度损伤，因此白带等异物会增多，细菌也就更容易滋生及感染。

输卵管因素已经是确定的最常见的导致不孕的病因。30%~

40%的不孕症女性存在这种情况，导致输卵管疾病的原因是多种多样的，包括感染、盆腔手术以及子宫内膜异位症等，但是在某些病例中难以确定其病因。

盆腔感染性疾病是导致输卵管受损的主要病因，多数盆腔感染性疾病的致病原是沙眼衣原体和淋病双球菌。有调查显示，一半以上的盆腔感染性疾病是沙眼衣原体引起的。

人工流产不是导致输卵管炎症的主要原因，但也有一定的联系。由于输卵管直接与宫腔相通，且人工流产又是一种有创操作，因此做过人工流产的女性，输卵管炎症发生的可能性大，特别是那些在做过人工流产又不注意性生活卫生，多次流产的女性，输卵管多会有炎症出现。

我们在门诊上经常看到流产7次以上的女性，做输卵管造影检查后发现双侧输卵管炎症明显。因此，女性要做好避孕措施，不要把流产作为意外妊娠的补救措施，造成日后输卵管炎症和不孕的悲剧。

90. 什么时候可以做输卵管通畅检查

输卵管因素是最常见的导致不孕的病因，积极备孕的准妈妈们，如果长时间没有怀孕的话，就需要去检查一下输卵管是否畅通。

输卵管通畅检查的目的主要是为了观察输卵管的情况，同时还可以了解子宫宫腔的情况。

现在常用的技术包括：微型宫腔镜检查术、输卵管通液术、子宫输卵管造影术。

近年来随着内镜的临床使用，已开始采用腹腔镜直视下输卵管通液检查、宫腔镜下经输卵管口插管通液试验和腹腔镜联合检查等。

（1）门诊微型宫腔镜检查术：是近年发展起来的一项实用性很强的检查方法，利用很细的镜体前部进入宫腔，对所观察的部位具有放大效应，可直观评估宫腔及双侧输卵管内口开口情况，子宫内膜粘连、炎症、增生、息肉、黏膜下肌瘤，宫腔残留，避孕环，子宫内膜病变等。

对可疑病灶可以直接取活检，以直观、精准、简便、经济、快捷（2~5分钟即可完成）成为妇科内分泌异常子宫出血、不孕不育等病因诊断的重要检查方法。

相比于常规宫腔镜，微型宫腔镜检查术无需麻醉，在门诊即可快速完成。膨宫生理盐水加压可能会使轻微的输卵管扭曲恢复正常位置，并且内膜微刺激可能会有助于受精卵着床。很多情况下门诊微型宫腔镜检查因无射线，可替代传统输卵管造影术。

在做完微型宫腔镜检查术后2周要禁止行盆浴及性生活，以免造成逆行感染。

（2）输卵管通液术：其主要通过导管向宫腔内注入液体，根据液体阻力大小、有无回流、注入液体总量和患者感觉等来判断输卵管是否通畅。

但近几年来，这种检查的应用越来越少，因为现在更多地认识到，输卵管并不是一个单纯的管腔，其管腔内部附有很多纤毛，单纯管腔通畅不足以完成卵子运输的整个过程，而且输卵管通液技术主要是依据液体推入过程中液体阻力大小来判断其是否通畅。

弊端：有时患者精神过于紧张，输卵管有轻微收缩现象，也会有阻力感,所以此项检查方式现在应用越来越少。

（3）子宫输卵管造影术:通过导管向子宫宫腔及输卵管内注入造影剂,X线下摄片,根据造影剂在输卵管及盆腔内的显影情况,判断输卵管是否通畅、阻塞的部位、子宫宫腔的情况。其不仅可以观察输卵管情况,还可以观察到子宫宫腔形态、子宫内膜情况,例如有无粘连、子宫黏膜下肌瘤、子宫息肉以及异物等。在做完造影后2周要禁止行盆浴及性生活,以免造成逆行感染。

91. 好"孕"迟迟不来,都是女性的问题吗

许多夫妇在长期备孕无果时,来医院检查的一般女性居多,那么好"孕"迟迟不来问题都出在女性身上吗？目前,在不孕不育夫妇当中,无论伴或者不伴有女性因素,男性生育力低下造成的不育所占比例为40%~50%。所以可以看到在不孕不育中男性因素占的比例接近一半。因此,来看不孕症的夫妇,不仅需要女方检查,男方也需要检查。好"孕"迟迟不来,不一定都是女性的问题。

笔者门诊上前来咨询的夫妇,在询问男方精液状况的时候,很多男方都不以为然地说:"我没问题啊。"结果一检查,男性精液有问题的还是占一定比例的。男方在不孕不育方面的检查主要是精液检查,通过一些精液检查结果可以将正常生育力和生育力低下的男性区分开来。根据WHO《人类精液及精子-宫颈黏液相互作用实验室检验手册》第5版内容,在通常情况下,精子正常形态率在0~4%之间者很可能提示男性生育力低下,当精子浓度低于$15 \times 10^6/ml$时,或活力低于32%时,也提示

为生育力低下的精液。

但是，在这里我们需要强调的是，精液参数较差的患者仍然偶尔有使女方自然妊娠的可能。男方精子质量对于外界影响比较敏感，吸烟、饮酒、长期久坐导致阴囊部位温度较高、睡眠较差、压力较大等情况，均会导致男方精液质量下降。通过生活方式的调整，精液质量可以好转。所以，对于精液参数较差的患者应当反复检查，如果通过生活方式调整以及药物治疗后无明显好转，应当考虑采取进一步辅助生殖技术治疗。

92. 什么样的不孕不育需要进行人工授精

宫腔内人工授精是目前治疗不孕症或者生育力低下夫妇最常采用的治疗方法。这项技术最早是在1921年起使用，直至1980年才开始逐渐普及。不是所有不孕的女性都要采用宫腔内人工授精，在日常工作中常有患者问医生："如果我们这次排卵后还没怀孕，是不是可去做用人工授精了？"

为了解这一问题，下面就先给大家介绍人工授精适合哪些人群。人工授精的前提是女方输卵管通畅，其适应情况包括女性因素和男性因素。女性因素主要有宫颈因素所致的不孕，例如HPV感染后所致的宫颈异常，例如百姓常说的"宫颈糜烂"、宫颈怀疑恶变等，需要进行宫颈细胞学筛查，根据预病变情况做相应处理，如行LEEP刀或者宫颈锥切术等治疗，这常会导致女性宫颈腺体发生破坏，而宫颈腺体的破坏或多或少会影响到患者以后的生育能力。男方因素有原发性少精症、弱精症、畸形精子症、射精功能异常或者性功能障碍等。人工授精的好处是可以克服宫颈因素所导致的女性不孕。所以说人工授精并不适合于所有女性，它有一定的适应人群。许多女性把人工授精看得过于乐观，大部分国际文献报道指出，单次人工授精治疗周期的妊娠率大约为9%，其成功率与许多因素有关，例如女性年龄、不孕症的持续时间、不孕症的种类、卵泡数量、子宫内膜情况、男方精液情况等。

93. 不孕症的女性有做母亲的可能吗

不孕症的女性接受一定的治疗后是有做母亲的可能的。当其他方法失败后，还可以尝试用"试管婴儿"方法进行生殖。试管婴儿是人类辅助生殖技术的一种，此技术主要通过从不孕女性体内取出卵子，在体外与精子受精后培育成早期胚胎，然后移植回女性子宫，使其继续生长发育，成为胎儿。

这项技术有严格的适用人群，主要包括以下几种：

（1）女方各种因素导致的配子运输障碍，主要指的是输卵管因素导致精子卵子不能结合成受精卵，多见于输卵管严重炎症导致粘连或完全阻塞的人群。

（2）排卵障碍，例如频繁卵泡黄素化未破裂综合征的女性，卵子成熟却未能排出。

（3）子宫内膜异位症的女性。

（4）男方少精、弱精子症、畸形精子症。

（5）免疫性不孕。

（6）不明原因不孕。

试管婴儿技术会引发一些并发症，例如卵巢过度刺激综合征，多胎妊娠，还有损伤邻近肠管、输尿管甚至血管，引起出血、感染等。因此，在进行不孕症的治疗时，患者要逐步进行，选择最合适自己的治疗方案，而不能轻易就选择试管婴儿技术进行生殖。

94. 有子宫内膜异位症会影响怀孕吗

子宫内膜异位症通常会导致不孕，虽然两者之间的关系尚存在争议，但在不孕症女性群体中，子宫内膜异位症的患病率确实高。

这可能与内膜异位症病灶引起盆腔正常解剖和功能改变并导致炎性破坏有关，即使病变属于早期，输卵管畅通且排卵功能正常，也会妨碍受孕。长期不孕，异位病灶面积进一步增大，更进一步损害受孕功能，加重不孕。两者之间形成恶性循环，互为因果。当然，这并不意味着患有此病的女性一定会患不孕症。事实证明，患有子宫内膜异位症的女性是能够怀孕的，但是她们的生育能力或者每月妊娠机会是降低的。

许多患有子宫内膜异位症的女性需要接受手术治疗，其目的之一是通过外科手术重建解剖结构，降低子宫内膜异位症对卵子的破坏，改善女性生育能力。

腹腔镜手术已成为患有子宫内膜异位囊肿女性的一线治疗方法，但是许多卵巢手术也会影响到女性卵巢的储备能力，因此我们应当权衡手术给女性带来的好处和对卵巢功能的潜在损害，在进行手术时一定要非常小心，尽可能保护卵巢的功能。

95. 补充脱氢表雄酮有意义吗

脱氢表雄酮（DHEA）是人体血循环中含量最为丰富的甾体

物质,由肾上腺网状带和卵泡膜细胞合成,主要以硫酸脱氢表雄酮(DHEA-S)形式进入血循环,在外周组织主要转化成睾酮(T)和雌二醇(E_2),作为前体底物而间接发挥生物学作用。研究发现生育年龄女性体内 DHEA 水平处于相对高水平期,随着生育能力的下降,DHEA 水平随之降低,到 80 岁时几乎降至零。

DHEA 是雄激素前体物质,动物实验证实:雄激素受体在窦前卵泡和早期窦状卵泡阶段浓度最高,之后开始逐渐下降。雄激素受体的高浓度提示此阶段是雄激素对卵泡发育作用的高峰期。DHEA 的有益作用可能与其能提供一个更合适卵泡内的雄激素浓度有关,通过改善卵巢环境促进卵泡成熟,从而改善卵母细胞质量。自 2000 年有报道证明其对卵巢储备功能减退患者有益的治疗作用以来,目前全球约有三分之一的生殖中心使用 DHEA,用其改善卵巢储备功能低下患者的治疗结局。但是,早期的研究被大多数人认为研究设计方法不够严谨,近期研究表明,试验组和安慰剂对照组两组患者卵巢储备功能及妊娠结局均未见明显差异,显示 DHEA 对卵巢储备功能减退患者辅助治疗有效果的证据是有限的,将来仍需要进一步研究并对 DHEA 的作用机制进一步认识以确定其有效性。而且服用该药物可出现多种副作用,包括脱发、痤疮、多毛、声音变粗等。目前人们对 DHEA 改善卵巢储备功能尚存争议,所以在补充 DHEA 前最好先咨询专业医师。事实上,目前国际上讨论应用 DHEA 较多的对象应为绝经女性以及更年期男性。

(阮祥燕　李　雪　谷牧青　许仲婷　靳灵鸽　柳顺玉)

第五章

你知道孕前做哪些准备吗？孕育健康宝宝

怀孕前的准备对孕育健康宝宝非常重要，但很多人不知从何准备，不知如何科学准备，本章就从这些方面告诉您。

96. 女性最佳生育年龄以多大为好

随着经济与社会的发展，教育及生活水平的提高，婚孕年龄不断在推迟。20 世纪 60~70 年代的妈妈们可能 25 岁就生了二胎甚至三胎；现在的女性，却往往 25 岁还未婚。有不少的女性想要知道："自己最佳生育年龄到底是多大?"其实女性的生育能力体现在卵巢功能方面，卵巢内卵泡的数量及卵子质量决定了女性生育力的高低。从卵巢发育和发展的过程看，在人类卵巢中，卵泡的发育始于胚胎时期，即女性还是妈妈肚子里的一个胚胎时，一生的卵子数目就已经定下了。随着年龄增加，卵巢内的卵泡一批批地凋亡与闭锁，到 37.5 岁之后闭锁与凋亡的速度更快。故卵巢内的卵泡数随着年龄的增加不断减少，这就决定了生育力的不断下降。按现在的社会状况，女性的最佳生育年龄为 25~29 岁，女性 30 岁后卵巢功能开始减退，生育力开始下降，35 岁后卵巢功能下降明显，生育力低下，如图 5-1 所示。年龄越大,卵子质量越差,越难受精,哪怕形成胚胎,流产的风险也极高。

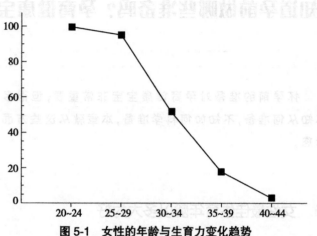

图5-1 女性的年龄与生育力变化趋势

　　有的人认为现代科技发达,自然受孕受阻,可以借助人工授精、试管婴儿技术来怀孕。有些女性因此认为,有了先进的辅助生殖技术,孩子想啥时候要就啥时候要。其实这种观点是不正确的,因为即使再先进的辅助生育技术,都需要借助女性的卵子来受孕,而影响辅助生育技术成功与否的一个关键因素就是女性年龄。年龄越大,卵巢内卵泡数越少,助孕的成功率会越低,即使助孕成功胚胎植入体内后流产率也随着年龄的增大而增高,并且染色体异常发生率也因为卵子的质量差而升高。

　　因此女性适时怀孕是非常有必要的,千万不要因为一些外在因素推迟生育年龄,贻误最佳受孕期。

97. 一年有受孕最佳季节吗

孕育就像播种，不仅需要肥沃的"土壤"，充足的"养分"，良好的"光照"，更需要恰到好处的"时令"——春天来了，这个时节怀孕是不是更好呢？

要说时间这个因素，除了年龄对生育可能会造成影响外，一般来说，一年四季均可受孕，只要做好充分的孕前准备，受孕季节其实并没有那么重要。

但是从生育全过程以及我们国家大多数地区气候、物质供应等情况来考虑，如果适当选择，确实可以在一定程度上影响到生育质量。

几月份是受孕的最佳时节？

现在来看，我国 4 月份为受孕最为有利的月份，因此恰值春意盎然的季节，男性精子及女性卵子生机活力较为旺盛，4 月份受孕避开了冬季及春季病毒高发季节，这对防止胎儿畸形也有重要意义；同时受孕之后的 3~4 个月也正好是胎儿大脑及神经系统成形的关键时期，这时候秋季来临，瓜果蔬菜大量上市，可以很好地满足女性对于各种营养的需求。

但是，这并不代表在 4 月份受孕成功率一定高，因为如果女性过于关注季节这个因素，有时候会对身心造成影响，反而影响到正常的受孕过程，结果受孕成功率反而不高。

我们正确的做法应当是做好全面充分的准备，保持轻松的心情以及顺其自然的心态，以最好的状态迎接宝宝的降临。

98. 心境对受孕有影响吗

心境对于妊娠有着非常重要的影响,经常在门诊会看到许多求子心切的夫妇,特别是许多女性过于紧张,而这部分人群受孕率反而不高,即使受孕,流产可能性也大,其实心境也会影响受孕。较为理想的受孕时间应当选择在男女双方,尤其是女方身体、精神、心理、社会环境等方面均为最佳状态的时期。有研究表明孕期精神压力过大,可以影响体内孕激素水平及导致流产发生,因此,夫妇双方特别是女方要保持精神饱满、愉快,对生活充满信心,有活力,这些良好的心境都为胎儿的发育提供良好的基础,男方保持一个好的状态也有利于双方克服孕前种种不适,进入互相理解的生育氛围才能提高受孕率。

要想保持一个良好的心态,首先要有一个良好的生活规律,其次对于妊娠不要过于焦虑。可以在平时多参加一些户外活动,外出旅游,分散一下注意力,很多夫妇都是在这种情况下怀上了"蜜月宝宝"。不仅在妊娠准备阶段,妊娠早期也要这样进行调整。不要有错误的认识,认为怀孕早期的活动会导致流产,从而不进行任何户外活动,这样反而会增加心理压力,使流产风险增加。

99. 备孕过程中环境因素有影响吗

生活中环境因素与我们密不可分。对处于备孕状态的夫妻来说,环境因素也是极其重要的! 那么问题来了,备孕的过程中都应该注意哪些环境因素呢?

首先要避免接触有毒性的物品：特别是在冬季要尽量避免去人群密集的地方，避免病毒感染、疾病的传播。一旦孕妈接触了病毒、细菌可能会对胎儿造成不利的影响。

其次，家庭里准备受孕时应避免饲养宠物，防止感染弓形虫。弓形虫是一种会引发人和动物共患病的寄生虫，如果宠物感染了弓形虫人也极有可能被传染。孕妇感染了弓形虫可能会造成死胎、流产、胎儿畸形等严重问题。

第三，要远离汽车尾气浓度较大的地方。汽车尾气是污染环境的"元凶"之一，同时也危害人体健康。汽车尾气中含有一氧化氮等有毒物质，危害人体健康，降低生育能力。

最后，家居装修甲醛浓度过高，应避免接触，刚刚装修完的新房一般半年才能入住，装修的家居中甲醛浓度过高，可能会导致胎儿畸形。

特别是对于已妊娠的女性，最初 3 个月是胎儿神经系统发育的关键时期，应尽量避免接触环境中的有毒物质。对于从事特殊职业的女性，如果平时工作中接触毒性物质较多，在预备妊娠前就应当提前调整，让有毒物质从体内充分代谢出去。

100. 孕前如何科学进行饮食营养及体质准备

饮食上的调整，营养上的准备，不仅仅是为了妊娠后供给胎儿发育足够的营养，同时也是为了孕育一颗优质的卵子。

孕育一颗成熟卵子大概需要 85 天的时间，因此，在这段时间里要做好充分营养上的准备。此外，孕前女方身体状况，例如营养不良、贫血等均会影响到孕产过程，因此在孕前就应当开始加强营养的调配，注意新鲜水果的摄入、各种肉类和豆制品的摄取，不挑食、不偏食，为未来胚胎发育提供足够的维生素、氨基酸及其他营养物质。

经过长期的营养评估，我们发现临床上存在很多问题。例如在门诊上，我们发现许多女性为了保持身材，不吃肉、不吃主食，但未意识到自己在饮食上存在问题，经过饮食评估后，发现饮食得分不及格，严重不平衡，因为饮食上的偏食导致维生素缺乏，这对未来胚胎的发育有不利影响。另一部分女性则是自认为饮食很合理，结果经过评估在饮食分配上还是有偏食情况存在，只是自己没有意识到，许多必需维生素也是缺乏的。

目前科学的孕前营养评估方法是：孕前至少3个月要进行营养准备，根据静态代谢测定，身体脂肪含量测定，个人饮食调整及中国营养学会饮食营养标准分析评估营养状况，进行个体化的完善营养指导。

针对这些情况，北京妇产医院内分泌科在全国首先开展了孕前营养检测评估，针对女性的营养进行打分，并分析出营养摄入超量、不足项目，评分后还有详细食物对应的营养含量目录，女性可以针对自身情况调节每天摄入的食物构成。

静态代谢及肌肉功能的检查是我们在门诊上的特色检查，经常有患者问我们："大夫，做这个检查有什么作用？"也有很多患者常说："大夫我平时吃的挺好的，不用检查营养。"其实，静态代谢及肌肉功能的检查是十分必要的。我们前边提到过，孕育一颗优质卵子的时间约是85天，卵子排出后精卵结合形成受精卵最终着床不仅仅是子宫的事，同时也是机体大环境下多环节共同协调的结果。所以我们要在静态代谢中检测患者的代谢情况以及营养状况，对于营养方面的检测，很多认为自己营养合理的女性，检测结果却是不及格的。通过这样一种检测，我们可以发现女性饮食中过量、不足的地方，经过调整后，许多女性饮食结构得到很好的改善，可以提高整个机体的状态。

肌肉功能的检测主要针对需要减轻体重的女性进行，体重超重对于妊娠的影响，后边将会介绍。说到减体重，运动加调整饮食是最佳方法，但是怎样的运动适合你？这就是肌肉功能检查要回答的问题。通过肌肉功能的检测，我们能看到女性膝关节功能状况，如果膝关节受损严重，则不适宜做骑单车、爬山等负重运动，而是更适合步行、游泳、瑜伽等非负重运动。

总之，营养补充不是越多越好，也不是想当然地吃，而必须是科学地吃、适量的吃，这样才能更好地形成一颗优质卵子，孕育健康的宝宝。

101. 女性孕前应该做什么检查

孕前查体确实很有必要。为了能够生出一个健康漂亮的宝宝，夫妻双方一定不能忽视孕前检查的作用。孕前查体的目的，不仅仅是看夫妻双方现在是否健康，能不能顺利怀孕，同时也帮助预测妊娠后胎儿的情况。

孕前查体的内容，除了常规的检查项目例如血常规、尿常规、肝功能、肾功能、血糖、血脂、心电图等之外，我们在门诊上还有一些特殊的检测项目。

妇科查体可以帮助我们观察到女性有没有生殖道发育的畸形，有没有阴道炎症、宫颈炎症。阴道炎、宫颈炎的存在会影响精子的活力及其上行到输卵管与卵子的会合。有时明显的附件炎症可以在妇科检查的时候发现，此外一些疾病例如子宫肌瘤、子宫内膜异位症等妇科常见病也可以通过妇科检查发现，这些都会影响女性受孕。

妇科 B 超的检查可以帮助临床医生更直观地观察子宫、卵巢发育情况，如观察有无生殖器的畸形，有无盆腔肿物。

内分泌水平检测可以帮助我们评估患者内分泌情况，以及卵巢储备功能，从而预测妊娠成功率。这里内分泌情况检测包括卵巢分泌激素水平、甲状腺分泌激素水平、肾上腺分泌激素水平。这几项结果中，任一系统激素分泌的异常都可以影响到排卵状况，可以使胚胎着床失败，也可以导致妊娠早期自然流产，或者妊娠合并症发病率升高。因此，应当早期检查，发现问题及时干预，改善妊娠结局。

 102. 受孕前吃了感冒药要不要紧？同房后吃了消炎药发现怀孕了孩子能要吗

在门诊，很多女性会在监测排卵的过程中忽然放弃继续监测，问其原因是因为这几天感冒了，吃了感冒药。也有很多女性在查出怀孕后忧心忡忡，细问后得知是因为同房后吃了抗炎药，担心会对孩子产生不利的影响。感冒药本身有好多种，抗炎药也是，还有很多其他药物。但是我们不能忽略，疾病本身可能比药物产生的危害更加严重，例如感冒多由感冒病毒引起，症状消退后病毒可能会在体内潜伏一段时间需要机体自身免疫系统将其消灭，病毒感染可致胎儿畸形或流产。

一旦在怀孕期间吃了抗炎药物，最简单的判断方法是阅读药物说明书，如果提示有孕妇禁用，或者药物没有做过胚胎毒性分析，一定要到医院找相关大夫咨询讨论。青霉素类的抗生素（如果无过敏）等妊娠期间是可以应用的。

103. 怀孕前如果体重太重，会对怀孕后造成不良影响吗

如果怀孕前体重超重严重会对妊娠造成不良影响。在介绍体重过重造成的危害前，先简介一下孕期女性体重的变化规律。

一般在妊娠早期，妊娠女性体重没有明显变化。自妊娠13周开始体重增加，平均每周大约为350g。至足月妊娠时体重增加约12.5kg，其中正常生理性增加约为9kg。这其中包括胎儿、胎盘、羊水、子宫、乳房、血液和组织间液，其余3.5kg主要为脂肪沉积。妊娠期肠道吸收脂肪的能力增强，脂肪沉积增多，主要聚集在腹部、腰部。

妊娠前体重超重的女性多有内分泌方面的异常，例如我们在门诊常见的多囊卵巢综合征，这种疾病本身可以导致女性肥胖，肥胖反过来又会促进这种疾病的发展。体重过重的女性远期代谢综合征的发生率较正常人高，简言之就是胰岛素抵抗、高血脂、高血压的发生率较正常女性高。多囊卵巢综合征这个疾病的特点是稀发排卵，但是不代表不能排卵，有的女性好久没来月经，结果一查怀孕了，很有可能是在没来月经的这段时间有过排卵，正好同房后受孕了，如果没有受孕则会有月经来潮。这部分女性由于内分泌水平是紊乱的，特别是多囊卵巢综合征中有相当一部分女性存在胰岛素抵抗、雄激素过高，这些如果在妊娠前没有得到很好控制，那么妊娠后会对妊娠结局造成不利影响。

雄激素过高会对孕激素产生抵抗，也会导致肥胖，使流产风

险增加,目前单纯降雄激素的药物一般有胚胎毒性,在妊娠过程中即使发现雄激素高也不能进行降低雄激素治疗,所以孕前做好体重准备很重要。

对于有胰岛素抵抗的女性,妊娠后发展成为妊娠期糖尿病的风险要高,它会引起多种母儿并发症。对母亲可能会出现高血压、先兆子痫、尿路感染、早产、剖宫产,以及日后进展成为糖尿病等。对胎儿可能出现巨大儿、肩难产、新生儿低血糖、新生儿死亡率增加等。

所以在孕前有效地控制体重对改善妊娠结局有十分重要的作用。

104. 母亲有心脏病会遗传给孩子吗

宝宝出生后的健康是孕妈妈最关心的事情,前几天有一位孕妈妈咨询:"怀孕已经有 3 个多月了,因为患有后天性心脏病,很担心孩子出生后会不会遗传心脏病。"

相信很多患有心脏病的孕妈妈也有同样的焦虑,现在来具体了解一下。

心脏病种类很多,心脏病不是遗传病,一般不会遗传给孩子。

先天性心血管病简称为先心病,是胎儿时期血管发育异常所导致的心脏病。它是由多因素导致的,由遗传因素和环境因素共同诱发。

先天性心脏病类型如果与基因有关,是会存在遗传的可能性的。先天性心脏病是在胚胎的发育过程中,心脏发育的时候出现了异常,但不是每一次孕育都会出现这种异常,所以有一部分先天性心脏病的病人，只要做了手术能够顺利地妊娠，也可以生出健康的宝宝。但是和染色体相关联的心脏病患者，就要在医生的指导下进行妊娠。

如果存在一定的遗传概率，建议到医院做检查之后，再确定是否可以妊娠。患有先心病的母亲和父亲其子女先心病的患病率分别为 3%~16% 和 1%~3%，略高于正常人群的患病率。先心病患者中有 5% 伴有染色体的异常，3% 伴有单基因突变。

非遗传因素主要指的是早期宫内感染，许多病毒都有导致胎儿先心病的可能，此外放射线的照射也可以导致胎儿先心病。

随着现在检查和治疗技术的进展，先心病已经可以在婴儿或者儿童时期得到确诊并能够及时进行手术治疗。尽管如此，还是建议有心脏病家族史的夫妻及时去医院诊断、咨询，为宝宝的健康保驾护航。

105. 母亲有高血压会对怀孕造成影响吗

母亲有高血压会对妊娠造成影响吗？要弄清这一问题，女性朋友首先要了解两个概念——"高血压合并妊娠"和"妊娠期高血压"，只有明了这两个概念，才能理解血压对妊娠的影响。

高血压合并妊娠指的是怀孕前就有高血压；妊娠期高血压指的是怀孕后出现高血压，生产后恢复正常。如果高血压没有得到很好的控制会对妊娠产生影响。

高血压疾病是妊娠期最常见的妊娠期并发症，也是孕产妇和胎儿、新生儿患病和死亡的主要原因。

患有高血压的女性机体会发生许多病理变化，从最明显的血压升高到后期的心脏、脑部及肾脏血管等表现。

（1）妊娠对高血压的影响：妊娠期由于母体血容量增加，心脏负担增加，如果患有高血压，心脏负担会进一步加大，如果处理不当，会导致心力衰竭，造成严重后果。

脑出血风险较健康妊娠女性增大，当血压升高的时候，脑血管的自动调节能力失控，可以导致脑出血，特别是对于高血压合并有子痫前期的女性，脑卒中的发生风险明显增加。

（2）高血压对妊娠的影响：患有高血压的女性或妊娠期高血压的患者，胎盘早剥的发生率增高。早产、死胎、胎儿生长受限的发生率也明显增高，孕妇的围产儿死亡率增加 3~4 倍。

所以在妊娠前女性如果有严重高血压，并伴有心脏功能、肾功能异常，应当采取避孕措施，待病情控制后再妊娠。如果可以妊娠也应当在产科高危门诊就诊随访。有妊娠期高血压的妇女下次妊娠前一定要做好各种孕前准备，包括体重、内分泌、代谢指标的控制。

106. 母亲有糖尿病会影响到孩子吗

未控制的糖尿病会影响孩子，糖尿病是一种由多种病因造成的以糖代谢紊乱为主的疾病，这种代谢紊乱在妊娠期会进一步加剧，如果不进行治疗将会对母儿产生不利影响。

患有糖尿病的女性，因为机体本身代谢已经紊乱，妊娠后这些物质代谢紊乱会进一步加剧。例如早孕期的恶心、呕吐可以导致低血糖休克；临产、分娩时孕妇用力过度，伴有营养摄入不良，也容易发生低血糖。

孕妇常见的并发症有：高血压、先兆子痫、尿路感染、早产、剖宫产手术并发症风险增加。

对于胎儿的影响，除了先天性畸形儿外，巨大儿及肩难产率增加，新生儿臂丛神经损伤等产伤率增加。

母亲患有糖尿病者，子代糖尿病的发病率明显增高。

107. 患有乙肝的孕妇会传染给孩子吗？如何预防

乙型肝炎病毒可通过母婴传播传染给胎儿。患有乙型肝炎的女性，新生儿可以被传染，其传染过程可以发生在宫内、产时、产后，由于新生儿免疫系统尚未完全建立完善，感染乙肝病毒后绝大多数会转成为慢性携带者，成为我国乙肝病毒携带者的主要人群。

对于慢性乙型肝炎病毒感染者，在计划妊娠前，由感染科或肝病科专家先评估肝脏功能，正常后的感染者可考虑妊娠，即使肝脏功能正常了，孕期还要定期随访复查肝脏功能。抗病毒治疗期间妊娠要慎重，因为一些抗病毒药物会对胎儿生长造成不利影响。

对于孕妇乙型肝炎病毒表面抗体阳性（HBSAg+），新生儿必须及时注射乙肝免疫球蛋白和全程接种乙型肝炎疫苗，同时在产后定期随访检测乙型肝炎血清学标志物。

108. 患有肾脏疾病能要孩子吗

肾脏是人体主要的排泄器官，它不仅能控制机体水分，而且还调节机体的代谢物质。肾脏疾病有很多种，例如急性肾盂肾炎、原发性肾小球肾炎、肾病综合征、多囊肾、尿石症。由于妊娠期激素水平的变化,肾脏在妊娠期会有明显的结构改变,肾脏血流也明显增加。

肾脏疾病本身不是妊娠的禁忌证,但是如果发生肾功能衰竭则不适于妊娠。在理想情况下,患慢性肾脏疾病的女性在计划怀孕前,应向专业的医疗机构咨询,评估妊娠期肾功能下降的可能性。文献表明,患有慢性肾脏疾病的患者,如果肾功能保存完好,则婴儿的生存率为85%。患有肾脏疾病的女性应在妊娠期密切关注血压以及胎儿的生长发育情况。

在这些肾脏疾病中,多囊肾是肾脏疾病的一种先天性异常,常为双侧性,这是一种常染色体显性遗传病,成人多囊肾发病率大约为1:500,也就是说大约每500人中就有1人患有多囊肾,占所有肾脏功能衰竭疾病的10%,具有一定的遗传性。

患有肾脏疾病的孕妇,一旦肾脏功能恶化,应当考虑终止妊娠。

 109. 怎样判断自己怀孕了

排卵期如果同房就会有怀孕的可能。但是,临床上我们经常会遇见许多月经不规律的女性,排卵日期不定,在这种情况下,女性该怎样判断自己是否怀孕了呢?

生活中最常用的方法为用"早孕"试纸或者hCG测定,一般在受精卵着床后7天,也就是排卵后14天就可以有阳性检测结果,如图5-2所示。

对于那些长期没有月经来潮的女性,千万不可以想当然认为自己月经不准,没有受孕可能。往往是月经不规律者认为自己不可能怀孕,疏于采取避孕措施,意外怀孕的风险更高。长期

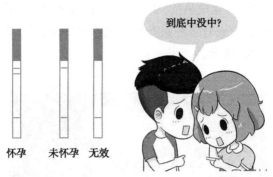

图 5-2 怎样通过早孕试纸判断是否怀孕

无月经就应怀疑已经妊娠，应到医院检查确定。

早孕反应也是怀孕后的常见表现，一般在停经后 6 周左右出现，到怀孕 12 周左右明显减轻。此外还有一些表现可以帮助判断，例如乏力、基础体温高温相持续 3 周以上等。当然，尿 hCG 也可以简便检测到，血 hCG 更灵敏和准确，受孕 2 周血 hCG 就可以测出。

月经规律者现停经 40 天后超声检查可以帮助判断早期妊娠，如果测得胎心搏动，这是妊娠确诊的证据。

总之，诊断早期妊娠，需要结合病史、体征、辅助检查等，这样不仅诊断可靠，而且还会发现许多妊娠相关问题。

110. 应用 B 超检查对胚胎有影响吗

有很多女性会担心超声检查会对胚胎造成影响，不同于 X 线或 CT，超声检查并无辐射，对胚胎不会产生致畸作用，而 X 线或 CT 成像具有辐射，在妊娠早期，特别是最初 3 个月照射后，可能有致畸作用。超声的成像原理是声波能量，声波能量在衰减过程中会转化成热量，加上对胎儿的诊断性超声强度并不高，因此 B 超检查对于妊娠女性来说非常安全，并不需要过于担心，如图 5-3 所示。

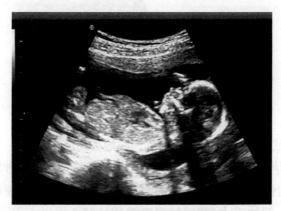

图 5-3　B 超检测下胎儿图像

一般情况下，B 超在妊娠 40 天以后做才有意义，50 天后做可看到胎心搏动，确诊为临床妊娠。需要特别提出的是，近年来出于"娱乐性"，非医疗性质的三维超声在一些地区日趋增多。目前，医学界不倡导以娱乐为目的的超声检查。

 111. 为什么会发生自然流产？怎样预防

妊娠不足 28 周而终止叫作流产，其中妊娠 12 周内流产者为早期流产。自然因素造成的为自然流产，人工干预造成的流产为人工流产。怀孕就像打游戏，想要顺利通关，需要天时、地利、人和。医学界有一个"种子、土壤、天气"学说。

"种子"指的是受精卵。如果因为父母的精、卵子出了问题，或者在受精卵分裂过程中发生了异常，那么它就是一个"坏种子"，长不出好苗。在门诊上，有很多女性在妊娠初期发生不明原因流产。70% 的早期流产为胚胎发育异常所致。这样的自然流产对避免未来生出有缺陷、不健康的宝宝有重要意义，因此要正确看待流产这件事情，也并不需要盲目地保胎。

"土壤"指的是妈妈的子宫内膜，肥沃的土壤才可以让种子苗壮成长，而一些盐碱地，甚至沙漠就会让种子白跑一趟，含恨而去。

"种子"和"土壤"都齐备了，还得"风调雨顺"。"风调雨顺"是指母体内分泌因素，比如黄体功能不足、甲状腺功能减退、严重的糖尿病血糖没有得到有效控制等。其他因素还有母体自身免疫因素、子宫异常、创伤、环境有毒物质的接触、母婴血型不合等。我们在孕前查体过程中，常看到报告单提示女性过去有过病原体感染的证据，这些可以导致流产的病原体主要有流感病毒、单纯疱疹病毒、巨细胞病毒、支原体、衣原体、弓形虫等，因此对于准备妊娠的女性，孕前 3 个月最好先进行孕前查体，排除这些可以导致流产的因素，以免在未来妊娠过程中导致胚胎发育停滞，给机体带来伤害。

当然在临床上还有一些流产是不明原因的，用现有技术手段做了全部检查，仍有 50% 的流产原因检查不出来，如果是这样在下次怀孕前就一定要在全面准备与监测下怀孕，以减少再次流产风险。

112. 女性黄体功能不足是什么意思？怎样治疗

对于期待孕育宝宝的女性来说，看到验孕棒上的两道红杠证实自己已妊娠的事实后，由心而生的喜悦之情是难以抑制的。但准妈妈注意了，想要这粒生命的种子苗壮成长，妊娠所需营养还要跟上。

现在我们来谈一谈对妊娠期营养供给起重要作用的黄体。

什么是黄体？其作用是什么？

黄体是在排卵后在卵巢排卵位置形成的特殊结构，主要分泌孕激素，特别是在妊娠 8 周之前，胎盘功能尚未完全形成，需要有很好的黄体功能分泌孕激素，以维持妊娠所需营养。一旦黄体功能不足，妊娠营养跟不上，就有可能发生自然流产。

那么女性黄体功能不足是什么意思？又该如何治疗？

黄体功能不足主要指的是孕激素的生成不足，后果就是不能提供胚胎足够营养，有发生流产的风险。

有些女性在早期妊娠过程中出现流血、血孕酮值处于低水平的情况，在这种情况下就可以给予孕激素补充治疗。现在临床上常用的孕激素——黄体酮制剂主要有针剂、胶囊类、阴道用凝胶，每种药物都有自身的优势和特点。

我们在临床上多选用应用简便，生物效价较高的孕激素类药物，例如黄体酮和地屈孕酮，黄体酮属于天然孕激素，地屈孕酮在生物结构上与黄体酮相似，但生物效价更高，临床应用安全。医生会根据情况进行调整。

113. 吃保胎药对孩子有影响吗

门诊常常有患者因为怀孕出血而来就诊，开了保胎药之后患者又在纠结，药物到底该不该吃？应用保胎药会不会对孩子造成影响？其实孕期用的保胎药不会对孩子有影响。有些药物确实可以通过胎盘进入胎儿体内，有些药物也可能导致胎儿畸形或者发育不良，尤其在胚胎发育早期更容易导致胎儿畸形，所以妊娠期间不能随便用药。但是有过自然流产史或者有流产风险的人可适当应用保胎药物。临床上常用的保胎药物除了前面提到过的天然黄体酮及其异构体地屈孕酮外，还有一些中成药物，这些药物在应用于临床之前，必须经过胚胎毒性实验及致畸实验证明其是安全的。

多囊卵巢综合征导致不孕的患者以及需要进行促排卵治疗的患者，在妊娠后往往会出现黄体功能不足、胎停育及自然流产率高，排卵后我们常规进行黄体支持。

114. 母婴血型不合溶血能要孩子吗

母婴血型不合可以要孩子。母亲与胎儿间血型不合，是引发孕妇流产的原因之一。如果孕妇没有留意，有时生产后，也可引起新生儿溶血。新生儿溶血是指因母婴血型不合，母体的血型抗体通过胎盘引起胎儿、新生儿红细胞破坏。这种疾病通常仅发生在胎儿与新生儿早期，常见有两种，一种是 Rh 血型不合溶血，另外一种是 ABO 血型不合溶血。发生溶血的新生儿常见表现有胎儿水肿、黄疸、贫血、胆红素脑病。

Rh 阴性血的妈妈有一个"爱称"，叫做"熊猫血妈妈"。如果 Rh 阴性血的女性与 Rh 阳性血的男性生育，则有较高的概率孕育 Rh 阳性的宝宝。在第一次妊娠时，免疫系统只识别出了宝宝，并没有"大举攻击"，但是在第二次妊娠时，免疫系统会对二宝拉响警报，产生大量的抗体，损伤宝宝的红细胞，造成溶血和严重的贫血、水肿。

因此，母婴血型不合并不代表不能够要孩子，但是要做好充分的准备，避免严重情况的发生。

（阮祥燕　王月姣　王　珺　蒋子雯　刘玉兰　甄　洁）

第六章

积极应对更年期，让美丽延续

> 没有女性不担心年华的老去。在我国十三亿多人口中女性占比接近一半，每位女性都会度过更年期，甚至生命的近一半时光都要在绝经中度过。若不妥善应对，绝经带来的相关症状、导致的其他各种疾病会极大影响女性的生活质量，而这个影响可能会持续几十年。本章将告诉你如何积极应对更年期问题，让美丽延续。

115. 为什么女人会有更年期

做女人难，做更年期女人更难。您是否曾在内心抱怨过无数次："为什么女人要有更年期？"

这个问题问得好，所谓知己知彼，百战不殆。许多女性都说不清楚更年期到底是什么感觉，它更像是一种"只可意会，不可言传"的感觉，当四十多岁女性感到身体、心理出现某些变化时，就说明更年期要来了，这样理解未尝不可。从科学角度来讲，更年期是指妇女从有生殖能力到无生殖能力的过渡阶段，也挺宽泛的，不是吗？

再来说说更年期的来源。究其根本原因，是女性卵巢功能的衰退。卵巢就是一个卵子储存库，每月会有一批卵子进入生长发育池,逐渐长大,其中一个成熟排出,其余的闭锁退化,所以一名女性一生中可以成熟的卵子只有约400~500个。35岁后渐渐"库存不足";到了45岁,生育力会较25岁时下降90%(图6-1)。

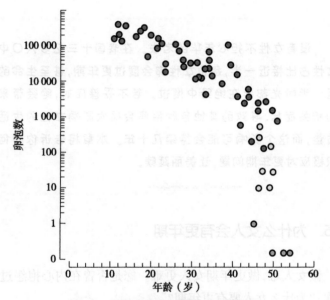

图 6-1　卵泡数随年龄增长发生的变化

　　而卵泡数的减少、卵巢的萎缩会导致卵巢分泌的性激素量越来越少,尤其是雌激素,雌激素广泛作用于女性的各个组织器官,所以它的减少,是导致众多更年期症状的"元凶"(图6-2)。

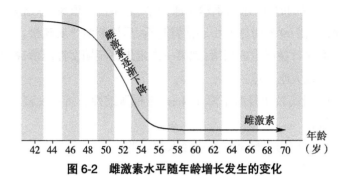

图 6-2　雌激素水平随年龄增长发生的变化

116. 女性如何面对更年期

许多人认为，更年期是一种生理现象，无需也不应该进行任何医疗干预。这样做对吗？今天让我们用一对姐妹的实例来看一下更年期适当干预与置之不理的差别。

【实例 1】

64 岁的李梅女士曾经是优秀的中学教师，在她 48 岁那年开始体验到更年期症状，当时她每天有多次潮热和心慌症状，晚上由于出汗而忽冷忽热、严重失眠，白天工作精力很难集中。由于生理、心理原因经常和丈夫吵架。

她认为自己已经不再是从前充满活力和自信的李梅了，自信心突然下降，并开始怀疑周围所有人，包括自己的丈夫和孩子。但是她觉得这是绝经正常反应，过几年就应该好了。

可事实并不是这样，当她潮热、出汗、失眠等症状好转后，她逐渐发现自己的四肢力量减小，控制小便的能力减弱，腰腹部脂肪堆积，皮肤皱纹快速增加，脱发也愈加严重，绝经后阴道烧灼感和瘙痒也愈加频繁。

58 岁的时候,她已确诊患尿失禁、老年性阴道炎、尿道萎缩和肥胖;在 60 岁时她不小心前臂骨折,后诊断为骨质疏松。

面对日益严重的病情,她第一次走进更年期女性门诊,检查结果令她大吃一惊:

- 身高较年轻时下降了 4cm,腰椎压缩性骨折引发腰背疼痛变形;
- 肌肉力量已下降到年轻人的一半;
- 严重尿失禁(不敢大笑);
- 老年性阴道炎;
- 脂肪量达到 37%(>30% 为肥胖);
- 膝关节严重功能障碍,骨性关节炎;
- 骨强度降低了约 40%(>34% 为骨质疏松);
- 血压 156/108mmHg(高于 140/90mmHg 为高血压);
- 胆固醇超标;
- 常感胸闷和胸前压迫感(心血管疾病前兆)。

她虽然知道自己身体发生了明显变化,但觉得是自然老化的结果,应该顺其自然,直到这次尿失禁问题严重影响了她的行动和生活,才到医院进行检查。

【实例 2】

59 岁的李兰是李梅的妹妹,是一名机关职员,她的情况与李梅相似,47 岁开始出现更年期症状,但与之不同的是,李兰走进了医院,与妇科内分泌医生讨论绝经过渡期的保健方法。

在医生的指导下,李兰进行了激素和部分营养素补充,坚持全身肌肉锻炼,并一直注意改善生活习惯,所以没有出现严重的绝经相关症状,较为顺利地度过了更年期。

现在,李兰已远离绝经过渡期,每年全面检查,因评估安全有效,继续进行激素治疗,只保持每周一次阴道栓剂;但在过去几年的保健活动中,她学会了营养平衡和运动健身,同时培养了良好的生活习惯。

在周围人看来,她比同龄人的身体功能和皮肤至少年轻 10 岁。在过去 12 年中,她还坚持每年到医院做全面体检,确保身体健康。与李梅相比,她的检查结果就大有不同了:

● 身高与年轻时比仅下降了 0.5cm,腰背无不适、无变形,体态良好;

● 肌肉力量仅下降 10%,运动自如;

● 无尿失禁或尿道萎缩;

● 无老年性阴道炎;

● 全身脂肪量 28%(<30% 为正常);

● 无膝关节骨性关节炎,全身关节正常,骨强度仅降低约 7%;

● 血压 120/80mmHg;

● 胆固醇保持正常;

● 心肝肾功能正常。

看到这对姐妹绝经 10 年后的生活质量差异如此巨大,您有没有一些感触?

更年期虽是生理过程,但却是个特殊的时期,需要专门对待,就像我们青春期长身体要补充营养、生育期怀宝宝若缺乏叶酸就需要补充一样,更年期的女性同样处在一个转折点,身体状况的维护很大程度上会影响短期及长久以后的生活质量。

所以,女性需要根据个人状况,积极面对、正确干预更年期,活出不减年轻的精彩,夕阳依旧美丽!

117. 怎样判断是否绝经了

　　绝经是指妇女一生中的最后 1 次月经，是一个回顾性概念，一般需要在最后 1 次月经 12 个月之后方可确认（图 6-3）。绝经通常发生于 45~55 岁，我国女性的绝经平均年龄是 50 岁左右。在经历数月至数年的不规律月经后，如果您超过 12 个月没有月经来潮，就可能是绝经了。绝经的真正含义并非指月经的有无，而是指卵巢功能的衰竭，即卵巢分泌的激素水平太低而不再像生育期时能引起子宫内膜周期性的脱落。一些女性经历绝经时没有什么伴随症状，但有些女性会在绝经过渡期出现夜汗、潮热、失眠、情绪不稳定、阴道干涩、尿频尿急、肌肉关节痛等。

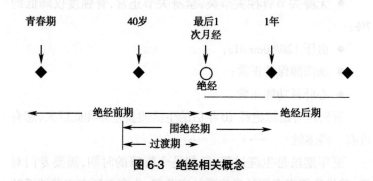

图 6-3　绝经相关概念

　　如果您出现了以上症状，并且影响到正常的工作及生活，您可以向专业的妇科内分泌医生寻求帮助，他们愿意倾听您的诉说，并为您提供专业的治疗，帮助您改善生活质量。

　　如果您以前做过子宫切除、子宫内膜切除等手术，可能没有办法从月经上判断卵巢功能衰退的时间，当您出现上述症状的时候,也可以请更年期或妇科内分泌医生帮助您诊断及治疗。

如果您以前经历过卵巢切除的手术,或者有早绝经家族史,可能会提前出现绝经的症状,也需要请妇科内分泌的医生帮您评估是否需要激素补充治疗,以减少早绝经的远期并发症,比如冠心病等心血管疾病、骨质疏松症等。

118. 绝经后阴道出血为什么需要警惕

引起绝经后阴道出血的原因有很多,如卵巢功能的波动、生殖系统的炎症、肿瘤、服用了激素类药物、长期服用某些含有激素的保健品等,其中,绝大部分是由子宫内膜的良性病变所造成的。

如前所述,绝经意味着卵巢功能的衰竭,但并不意味着卵巢完全没有功能(双卵巢切除者除外),卵巢分泌的激素偶尔也可导致子宫内膜部分或全部脱落,出现阴道出血,可以点滴出血或者如正常月经一样一周内血止。这也可以说是个好现象,说明卵巢还没有完全衰竭。

但是围绝经期毕竟是疾病多发期,必须警惕阴道病变、宫颈病变、子宫内膜病变等,其中超过 90% 的子宫内膜癌患者都会出现围绝经期或绝经后子宫出血,由此可见绝经后阴道出血也是妇科恶性肿瘤的重要信号(图 6-4)。所以我们"不怕一万,只怕万一",若出现绝经后阴道出血,要提高警惕,需要到医院请妇科医生帮您做宫颈癌筛查、阴道超声检查,必要时行阴道镜检查、宫腔镜检查、诊断性刮宫及病理检查等,千万不能忽视。尤其对于患有高血压、糖尿病、肥胖症的朋友,更要警惕绝经后阴道出血。但是大家也要摆正心态,不必过于紧张,毕竟恶性肿瘤发生率是极低的,绝经后的阴道出血大多是由萎缩性阴道炎引起的，但要排除恶变，积极治疗。

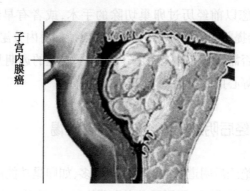

子宫内膜癌

图6-4 子宫内膜癌

119. 更年期女性为什么容易出现腰腿痛、关节痛及腰椎间盘突出

女性步入更年期后，雌激素分泌减少，除了情绪起伏这一表现外，还容易出现腰腿痛、关节痛及腰椎间盘突出等症状，原因何在呢？

更年期女性出现这些症状最常见的原因是骨质疏松。骨质疏松是指骨骼因骨量减少、骨密度降低、骨组织微结构破坏而变得疏松、脆性增加，就像原本坚硬的岩石受到了风化。骨质疏松后，骨骼承受力远不如以前，引发腰腿、关节疼痛，甚至容易骨折。同时骨骼的细胞上有雌激素受体（就像箭靶），雌激素（就像箭）会定向与受体结合，启动对骨骼代谢的保护作用；所以雌激素减少后，对骨骼的保护作用降低，骨质的流失便会加重。

脊柱是人体的支柱，由一块块椎骨像瓦片一样叠加而成，在每两块椎骨之间，有盘状的弹性物椎间盘（图6-5）。椎骨如果骨质疏松、承受力下降,容易受重力压迫而变形,从而挤压椎间盘,这样就增加了椎间盘突出的发病风险。

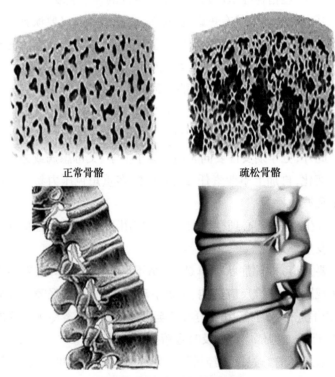

正常骨骼   疏松骨骼

图6-5 正常骨骼与骨质疏松

120. 为什么更年期女性抑郁症状发生率高

更年期在我们生活中常被当成"坏脾气"的代名词,但其实更年期是女性由性成熟期逐渐进入老年期的过渡阶段,是每个女性都要经历的必然阶段。

在这一阶段中,随着卵巢功能的衰退、雌激素分泌水平的降低,女性会出现一系列的神经分泌系统和自主神经系统功能失调症状,神经精神症状就是更年期综合征的一个表现。

其中常见的症状有焦虑、抑郁等。究其原因,又要谈到更年期激素的波动。人的情绪并非凭空产生,而是受大脑神经的支配,所以当作用于大脑的激素发生变化,情绪自然跟着改变。

雌激素便是这些激素中的一种,而且它不单直接作用于大脑,还会影响到其他激素如 FSH(卵泡刺激素)、DHEA(脱氢表雄酮)、5- 羟色胺(血清素)等,间接影响调节情绪的中枢神经。

此外,更年期女性要同时面临孩子上学、父母患病或去世等家庭变化,再加上事业责任、经济问题,多重角色压力易导致情绪出现波动。

在生理因素、心理社会因素双重作用下,更年期女性抑郁症状的发生率升高。

要知道,抑郁症状不单是“心情不好”这么简单,患者会出现悲观厌世、思维反应迟钝、不语不动不食、严重睡眠障碍等症状,若不进行及时恰当的干预,甚至可能出现自杀等令人心痛的后果,严重的抑郁症需要及时看精神心理科医生。

如果你的妈妈正在经历更年期或者即将经历更年期,请体谅她,耐心对待她,帮助她顺利渡过更年期。

121. 绝经女性为什么爱“唠叨”

如果调查有更年期女性家庭的孩子:“你最不喜欢妈妈的是什么?”,几乎 90% 的孩子都会不假思索地回答:“唠叨”。每位妈妈都从年轻走过,为什么到了更年期就变了呢(图 6-7)?这是因为更年期导致了记忆力减退,刚说过的话立马就忘了,同样的问题重复问很多遍。

很多处在绝经期的女性都会出现一些身体的变化,也有些人会突然出现记忆力下降的情况,经常忘东忘西,调查显示,31% 的绝经前妇女、44% 的围绝经期妇女和 42% 的绝经后妇女都出现了健忘症状。

导致记忆力下降的危险因素主要有:

(1)激素水平下降:大脑掌管记忆的区域也存在雌激素受体,而且更年期开始出现的潮热、情绪改变、失眠等特有症状也会影响记忆力。

(2)心血管疾病:高血压、高血脂。

(3)糖尿病。

(4)缺乏维生素 D:维生素 D 不单会影响钙的吸收,它还对脑神经有营养、增强传导的作用,所以其缺乏可影响记忆力。

(5)生活方式:地中海饮食法(多吃鱼类、水果、蔬菜、谷类和不饱和脂肪)对记忆功能有保护作用;身体锻炼可通过多种机制(减少心血管疾病发生、增加脑部供血等)保护神经系统;而饮酒、抽烟都会对神经产生毒害作用。

绝经女性会伴随雌激素水平下降、老年病发病风险增高等,这些可以综合影响导致记忆力下降。所以说,绝经是对记忆力有影响的。

122. 失眠与绝经有关吗

失眠是指入睡困难、易醒或早醒,是主观上对睡眠质和量的不满意,可导致次日白天社会功能严重下降。如果每周失眠 3

次、持续 1 个月以上,可以判断患有失眠症。

目前认为失眠是由脑部中枢的 γ- 氨基丁酸(GABA)能神经元系统功能低下、参与应激的中枢系统的下丘脑 - 垂体 - 肾上腺轴(HPA 轴)功能亢进、褪黑素(MT)分泌水平下降及细胞因子等分泌失调造成的,以及一些特异性神经递质不同程度的表达,使中枢神经系统功能紊乱导致失眠的发生。

精神状况不佳会导致失眠,围绝经期女性由于激素水平下降、生活压力加大等原因,易出现情绪低落甚至抑郁,所以 40 岁以后人群,女性失眠的患病率明显高于男性。此外,更年期潮热在夜间发生、不自主地出汗也会使你辗转反侧。

睡眠模式的改变也可引起失眠,有一种可能是,随着年龄增长,人体对一些激素更加敏感(如皮质醇、促肾上腺皮质激素释放激素等),它们可以刺激唤醒觉醒状态,把人从深度睡眠中"拖出来"。这也可能是老年人睡眠时间缩短的原因吧!

123. 什么叫早绝经? 早绝经对身体有什么影响

女性卵巢功能减退是一个逐渐进展的过程,部分女性可出现早绝经,那么早绝经除了会引起更年期的相关症状、骨质疏松、心血管疾病,以及恶性肿瘤的发病率升高外,对身体还有什么影响? 有没有必要引起特殊关注?

45 岁以前的绝经叫早绝经,40 岁之前的绝经叫卵巢早衰,现在也叫早发性卵巢功能不全。主要表现为月经异常、FSH 水平升高、雌激素波动性下降。发病率为 1%~5%,其病因不清,包括遗传因素、医源性因素、免疫因素、环境因素及其他因素。早绝经在生殖内分泌领域被称之为比癌症更棘手的疾病,它不仅可以导致不孕，还会过早地出现绝经相关症状以及绝经相关的心血管疾病、骨质疏松，老年性痴呆发病率也会明显增高，死亡率增加，严重影响患者的生活质量，威胁患者生命，同时增加家庭及社会的医疗负担。

早绝经对健康的危害远高于自然绝经，除了自然绝经所引发的相关健康问题外，早绝经女性需警惕以下健康问题：

（1）心血管并发症和死亡：早绝经与心血管并发症发病率和死亡率升高有关，这可能与内皮细胞功能障碍有关。观察性数据提示早绝经可伴发缺血性心脏病，导致总并发症发病率和死亡率小幅升高。

（2）情感健康：大部分早绝经女性会情感创伤，尤其是有生育计划的女性，因早绝经使自然怀孕的机会变得渺茫，导致其出现悲伤、焦虑和抑郁症状，更易出现消极情绪。应采用家庭方法提供帮助及相应治疗。

（3）认知及其他：早绝经所致的雌激素缺乏的其他后果还包括性健康水平下降和认知受损，发生骨质疏松性骨折、痴呆和认知水平下降的风险升高，据报道，接受双侧卵巢切除术且未进行雌激素补充疗法的 43 岁以下女性发生痴呆和认知水平下降的风险升高。而这些是可以通过补充雌孕激素改善的。

目前全球范围内关于早绝经的预防尚无特效方法，对医源性早绝经（疾病需要放疗等）比较成熟的方法主要为卵巢组织冻存移植（详见第八章卵巢早衰与卵巢组织冻存移植）。

124. 绝经后女性为什么容易出现反复尿道、阴道感染

很多绝经多年的女性，甚至 70~80 岁的老年女性，虽然更年

期症状不明显,也多年无性生活,但却反复出现阴道炎、尿路感染、血尿等,各科检查查不出器质性病变,但患者痛苦不堪,为什么呢?

这与绝经后雌激素水平降低或缺乏有关。

尿液由肾脏产生,沿输尿管经过膀胱,再由尿道排出;尿液流经的这一"路途"便是尿路了(图6-6)。除了子宫、阴道、外阴等生殖器官,膀胱、尿道同样分布着雌激素受体。育龄期,卵巢分泌的雌激素使膀胱、尿道、阴道、外阴的血流顺畅、黏膜湿润、弹性丰富。另外,雌激素可以维持女性阴道及周围 pH 在 4.5 左右,因为绝大部分细菌害怕酸性环境,雌激素的酸性环境使细菌不易繁殖。除了雌激素,尿液的自洁作用、膀胱黏膜的完整性及正常的尿路结构是抵制尿路感染的三大因素。

泌尿系统(女性)

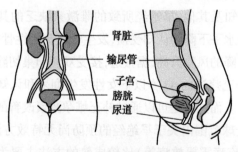

图6-6　正常女性泌尿系统

绝经后雌激素水平急剧下降到正常水平的 5%。失去营养的泌尿生殖道变得上皮菲薄、弹性丧失,任何刺激都有可能造成出血、瘀斑或者溃疡,修复能力也变得糟糕。另外,女性绝经后,会影响其余三大因素的正常作用及相互协调,如雌激素严重减少会导致阴道及周围 pH 达到 7，碱性环境很容易滋生细菌；会导致阴道萎缩向内牵拉尿道口，容易发生炎症；还会削弱对膀胱、尿道黏膜的保护作用，容易损伤，继而导致尿道不适、尿频、血尿、排尿困难及泌尿道感染频繁发生。

如果出现上述情况，部分女性可能就诊于泌尿外科，医生可能会给予抗生素治疗，但是抗生素只是治标，并不能解决雌激素低下的根本问题，故尿路感染可能反反复复发生，严重影响绝经后女性的生活质量，此时建议您向妇科内分泌医生寻求帮助，使用润滑剂、保湿剂或雌激素软膏来改善症状，从根本上解决泌尿生殖道的相关问题。

125. 绝经后为什么容易出现尿失禁

前段时间来咨询的刘女士，今年 62 岁，儿女双全，刚当了姥姥，是所在社区的广场舞大师，过着人人羡慕的生活。

刘女士私下咨询我："为什么我老是憋不住尿，现在特别影响生活。"经了解，原来她在绝经早期就出现过尿失禁的症状，最开始还能憋着点，到现在越来越严重，有时候跳舞的时候还要垫个卫生巾。说起来很尴尬，但这确实对一部分女性造成了很大的困扰。

"那么到底是什么导致了尿失禁呢？是绝经导致的吗？绝经后真的会出现尿失禁吗？"这是很多绝经女性的困惑。

其实尿失禁是每个女性都有可能出现的。随着泌尿生殖系统萎缩程度增加，尿失禁发生率也在增加。尿失禁是最令人尴尬的病症之一，在绝经女性中发生率很高。但究竟为什么会出现尿失禁呢？

您可以把膀胱想象成一个开口很小的水球，水的排出取决于两个力：手挤压水球的"压力"和紧致的开口带来的"阻力"。人体尿液的排出原理与之类似，当排尿的压力变大或阻力变小，就可能出现尿失禁，即失去对尿液的控制，致使尿液不自主地溢出或排出。绝经后女性出现尿失禁，通常是因为排尿的"阻力减小"。

【相关因素】

（1）女性生理结构：女性用来支托尿道和膀胱的肌肉力量较弱且易受到损伤，可引起膀胱及尿道下移，膀胱颈和近端尿道松弛及关闭力不足（犹如水球的开口松弛），引起尿失禁。

（2）尿道阻力降低：正常情况下当膀胱内尿液增加，膀胱内压力升高，尿液最多到达尿道近端 1/3，又返回膀胱，也就是对尿液的控制力很好。当尿道阻力减退（如括约肌功能障碍），尿液不能返回膀胱，则引起溢尿。

（3）尿道黏膜萎缩：绝经后雌激素水平下降会引起尿道黏膜的萎缩，影响黏膜对尿液的封闭作用，从而引起尿失禁。

此外，也有某些因素会使排尿"压力升高"，比如肥胖会增加盆腔的压力，犹如加大对水球的挤压，而增加尿失禁的风险。

妇女绝经后，随着雌激素的下降，尿频、尿急、尿失禁等泌尿系统疾病多发。这些疾病影响着女性的身体健康，给正常生活带来诸多不便。出现此类疾病时，患者应该尽早前往医院，寻求医生的帮助。

126. 绝经后还要有性生活吗

看到这个问题，您可能感到羞涩，甚至认为这根本不是个问题:"难道绝经了还需要性生活吗?"要知道,夫妻生活是健康生活的重要组成部分,不应受年龄、观念等限制,"绝经"并不等于"绝欲"。绝经后当然还应该有正常性生活。受传统观念的影响,很多人觉得"人老了,到了更年期就不应该有性生活",这种观点是不对的。

绝经后女性各方面功能发生变化,性欲降低、性功能下降是其中一部分,主要表现为:性冲动减弱、性厌恶、性唤起异常、性高潮缺乏、性交疼痛等。您可能又有疑问了:"这些全都是问题吗? 我还以为有些是正常现象。"没错,它们都是性功能异常的表现。

绝经女性的性功能异常发生率很高,原因有:

(1)年龄:被"理所应当"地视为影响性功能的首要原因。随着衰老,女性的身心都发生着改变,如与伴侣的关系、社会传统观念的负面影响、身体状况的下降等。

(2)激素水平下降:是女性衰老的副产物。雌激素减少最初会引起阴道润滑不足而导致性交不适甚至疼痛;接着,会出现肌肉、血管及泌尿系统的改变,使充血困难、阴道失去弹性并缩窄,致使性交更加困难;最终会表现为情绪不稳、睡眠异常、认知功能改变等,甚至对性生活失去兴趣。

此外,雄激素也在女性性功能中扮演着重要角色,它与性需求、性反应及性行为有关,而绝经后女性雄激素也会有不同程度的降低。

(3)健康状况:许多疾病的发生都会影响到女性性功能,如糖尿病可降低阴道润滑程度;高血压会影响性高潮的出现等。

(4)心理因素:对性的负面认识、更年期的焦虑或抑郁、自信心的下降、对疼痛过于敏感,都会造成对性生活的回避、紧张甚至恐惧。

既然性功能障碍并非正常现象，那便需要我们的干预及治疗。

首先，是要从心理上承认这些问题的存在，接受"性生活是必要的健康的生活"这一概念，渐渐地、有意识地改变夫妻生活质量。再者，口服或局部使用雌激素可以改善阴道润滑度，减少性交疼痛，还可提高性欲、安抚更年期情绪，提高性功能。此外，对身体其他疾病及时、积极的治疗也是改善性功能的重要方法。

127. 更年期为什么经常头痛

偏头痛是否与更年期有关，目前没有确切的答案。偏头痛，是头部一种单侧、搏动性的疼痛，有的甚至伴随恶心、呕吐、畏声、畏光。偏头痛发作前常有闪光、视物模糊、肢体麻木等先兆，约数分钟至 1 小时左右出现一侧头部一跳一跳的疼痛，并逐渐加剧，直到出现恶心、呕吐后，感觉才会有所好转。在安静、黑暗环境内或睡眠后头痛缓解。

偏头痛的病因尚未完全明确，现在认为与遗传因素（90%的患者至少有一位一级亲属有类似症状）、激素改变、社会因素、精神状态、久坐、肥胖等有关。

偏头痛在任何年龄段都有可能发生，但它的发病率在女性育龄期达到峰值，尤其是围绝经期前后。女性在月经期、妊娠期易出现偏头痛。过渡至更年期时，既往的偏头痛通常会加剧。但绝经后，偏头痛大多可以得到缓解。

因为尚不确定出现的偏头痛是否仅与更年期有关，建议先排除其他疾病,特别是器质性病变如脑部肿瘤、脑血管疾病,还有药物性、精神神经类疾病等。偏头痛是反复发作的一种搏动性头痛。建议患者清淡饮食,戒烟酒,忌辛辣、刺激性食物,规律休息,适当锻炼身体。

如果出现长时间严重的偏头痛症状,不论是由什么原因引起的,都应该及时就医,寻求医生帮助,找出适合的治疗方法。但要提醒围绝经及绝经期女性的是,因为雌激素缺乏、血管舒缩而出现的是头痛,而不是偏头痛。

128. 更年期了为什么腰变得越来越粗

不知道大家有没有发现过这样一个现象:走在大街上的年轻情侣,从背后一眼就可以分辨出哪个是女生,但是中年夫妇走在一起,从背后观察体型却很难分辨出性别。

这也是中年女性普遍存在的现象——更年期肥胖。以下问题值得关注:

(1)为什么更年期女性容易发生肥胖?

随着年龄的增长,大多数女性活动量越来越少,加上身体代谢率降低,使脂肪的消耗量减少,造成身体内脂肪堆积;女性在更年期雌激素减少,雄性激素相对较多,在其作用下体内脂肪重新分布并逐渐向腰腹部聚集,形成向心性肥胖,导致腰围越来越粗。

(2)更年期肥胖对身体有什么危害?

会导致患心血管疾病的风险明显增高。更年期肥胖不是单纯性肥胖,往往会伴随血脂、血糖的增高,还会出现心悸、心慌等症状,另外还会出现降压药无法缓解的血压波动,导致死亡风险增高。

会导致关节退行性变的发生率明显增高。肥胖导致关节的负担增重,开始时关节会有轻微的疼痛或发僵,活动后可以消失;活动量大时,也会因关节摩擦而疼痛。随着年龄增长症状也会逐渐加重。

肥胖带来的改变还会产生负面的心理影响。对于女性而言,绝经之后,卵巢功能的进一步衰退、身材的走样、语调的改变、皮肤的衰老等,都会造成严重的负面情绪,甚至会患上抑郁症。

(3)出现更年期肥胖应该怎么办?

要综合管理,包括使用缓解症状的雌孕激素治疗。更年期肥胖的主要原因是雌激素缺乏所致的脂肪重新分布,所以要补充雌激素以缓解绝经相关症状,同时维持脂肪正常分布。

要增加运动量。女性进入中年以后身体代谢率会降低,在摄入热量改变不大的前提下,增加消耗量就会有减肥的作用。可以每天抽出四十分钟的时间去运动,比如快步走、瑜伽等。

要保持合理的饮食。要保证每天摄入足够的营养素,碳水化合物(即主食)、蛋白质、脂肪、各种维生素、微量元素等都要按照比例均衡摄入,也要保证营养多元化。

要保持好心态。要学会知足常乐,培养一些兴趣爱好来陶冶自己的情操,比如看书、听音乐等。

129. 乳腺增生会癌变吗

由于乳腺癌发生率逐年升高,体检时查出乳腺增生的女性都会担心:"乳腺增生会不会发展为乳腺癌? 两者是什么关系?"

乳腺疾病根据病理可分为良性和恶性两大类。其中良性乳腺病变可分为 3 种类型:非增生性病变、不伴异型性的增生性病变以及不典型性增生。非增生性病变一般是不会癌变的,不伴异型性的增生性病变发生恶变的概率很低(即人们常说的乳腺增生),不典型增生就要警惕了。

乳腺增生是女性最常见的良性乳腺疾患,其主要症状有乳房疼痛、乳房肿块、乳头溢液等,且常伴有月经失调、情绪改变。而乳腺癌是发生在乳腺的恶性肿瘤,是我国女性最常见的癌症之一,其发生与年龄、基因易感性、肥胖、激素暴露时间、生育次数、是否哺乳及精神因素等有关。目前已确定两种基因(*BRCA 1* 和 *BRCA 2*)与乳腺癌发病密切相关,如著名影星安吉丽娜·朱莉便因此做了预防性乳腺切除术,防止发生乳腺癌。

那么如果发现了乳腺增生,我们该如何做呢？对于携带了乳腺癌易感基因或者有近亲属(母亲、姐妹、女儿)曾患过乳腺癌的高危女性,需要格外警惕,从年轻时就要定期、规律地接受乳腺癌的筛查——乳腺钼靶或乳腺 B 超检查。对于超过 40 岁的没有高危因素的女性,也要进行乳腺癌的筛查。许多专家建议乳腺钼靶应该 1~2 年筛查 1 次,对于高危的女性,可增加乳腺 B 超的检查频率。

要防止乳腺增生发生癌变,除了定期体检,在保持积极良好心态的同时,还要改善生活习惯、提高机体免疫力,必要时在医生指导下正确使用激素。

130. 如何进行乳房的自我检查以尽早发现异常

乳腺的自我检查是早期发现肿瘤的最好方法。经过定期自检,如图 6-7 所示,很可能在早期发现乳腺内肿块或疑似乳腺癌的表现,然后再请医师做进一步的检查。

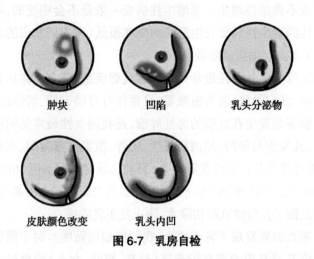

肿块　　　　　　凹陷　　　　　乳头分泌物

皮肤颜色改变　　　乳头内凹

图 6-7　乳房自检

35 岁以上女性,特别是伴有危险因素的 40 岁以上患者,应 1~3 个月自我检查一次。自检的最佳时间是在月经结束后 7~10 天,这时乳腺最松软,组织较薄,病变也容易检出。绝经期女性可以随时自检。

首先站在镜子前,双手放在身体两侧。检查你的胸部,看看皮肤颜色或质地的变化,看看有没有乳头凹陷,注意乳头有无血性分泌物,或检查内衬衣上是否有血性或浆液性分泌物的污渍。

然后把手举过头顶,转向一边。从不同角度仔细观察镜子里的乳房轮廓是否变形,包括乳房皮肤有无凹陷。

最后平躺,将左手举过头顶(这样可以使胸部变平,便于检查),用你的右手检查你的左乳房,从乳房的外上象限开始,用你中间的三个手指在乳房上画小圆圈,用手指末端的指垫,而不是指尖,就像在画硬币一样。在乳房的每一个位置,画三个圆圈:

一个非常轻,一个用力一点,一个更用力一点。然后换手,在另一侧乳房上做同样的动作。如果你触到了硬硬的、固定的、不规则的肿块(不是肋骨)就需要去看乳腺外科医生。

131. 为什么要定期体检

围绝经期是女性的"多事之秋",作为由中年向老年过渡的关键时期,女性面临着生理、心理、社会、家庭等方方面面的压力,容易引发各种健康问题。

首先是围绝经期的相关症状,比如月经频发、月经量大、夜汗、潮热、失眠、情绪不稳定、阴道干涩、尿频尿急、肌肉关节痛等。及时检查和治疗可以改善女性的生活质量,减少老年期健康隐患。

其次,围绝经期后许多疾病的发生率升高,需要格外关注,比如:

(1)骨质疏松:随着卵巢功能的衰退,雌激素水平的下降,骨钙在不断减少。定期体检可以帮助我们评估骨质疏松的情况,指导我们的生活方式,并进行治疗,比如适当户外运动,补钙 + 维生素 D,使用唑来膦酸等药物,可以帮助预防骨质疏松,降低骨折的发生风险。

(2)心血管疾病:研究表明,绝经后女性冠心病的发病率明显升高,为绝经前的 2.7 倍,定期体检可以了解血脂、血糖、血压的情况,有助于调整生活方式,预防心脑血管疾病。

(3)恶性肿瘤:近年来,各种妇科恶性肿瘤发病率逐年上升,使广大女性"谈癌色变"。更可怕的是许多恶性肿瘤在表现出明显症状时已近晚期,从而丧失了最佳的治疗时机。如何尽早发现肿瘤呢? 定期体检是必不可少的,如通过乳腺的自我检查和影像学检查来及早发现乳腺癌,用宫颈的 TCT 筛查早期诊断宫颈癌等,使人们对恶性肿瘤的管理做到早发现、早诊断、早治疗,改善不良预后,提高整体人群身体素质。

综上所述,定期体检、防微杜渐非常重要,让我们尽可能把疾病扼杀在摇篮中,为绝经后几十年的健康筑一道防火墙。

132. 更年期激素治疗前需要做哪些检查

激素补充治疗可以缓解更年期症状,预防及治疗骨质疏松、心血管疾病及萎缩性阴道炎、尿道炎等,为什么进行激素治疗前要进行全面检查?

更年期女性身体存在种种隐患,有些潜在病变发展很慢,必须通过定期、规律、动态的检查做出诊断及处理;有些病变可以通过调整饮食、改善生活方式等得到控制(如脂肪肝);因此,近期的身体检查对于激素治疗是必需的,具体包括:

(1)性激素检查:如内分泌六项激素的检查,可以推断卵巢衰退的情况、异常子宫出血的原因等。

(2)生化检查:了解肝、肾功能,血糖、血脂水平等。

(3)空腹胰岛素检查:了解胰岛素抵抗情况,与糖尿病相关。

(4)妇科检查:通过检查了解子宫和附件情况。

(5)TCT 及 HPV:宫颈细胞学及 HPV 病毒检查,属于宫颈癌的防癌筛查。

(6)阴道 B 超:更清楚地了解子宫、附件有无异常,如子宫肌瘤、卵巢肿物等。

(7)乳腺钼靶:了解乳腺情况,如有无增生、肿块,初步判断肿物性质。

（8）心电图：初步了解心脏功能。

（9）营养代谢、肌肉功能测定：可精确测定受检者的营养状况（个体化判断饮食结构的合理性并给出指导意见）、肌肉关节功能（判断老化情况及骨质疏松状况）等，对于指导更年期女性生活、饮食以及保健、治疗有重要作用。

（10）腰椎 QCT：了解是否合并骨质疏松及其程度，对指导后期治疗及用药有重要作用。

133. 绝经是生理现象，为什么要补充激素

中国人讲究"顺其自然""听天由命"，所以认为："更年期既然卵巢功能开始衰退了，出现症状也是应该的，这是生理现象！"

但您知道吗？绝经是人类寿命延长的产物，也就是说，古代女性平均年龄不到 40 岁，几乎不会经历绝经；随着社会的进步，通过改善生活结构、对抗外界病害、研究防治方法，人类寿命得到了逐年增长，但女性的生育力仍止于中年，所以，现代女性要面对一个严峻的问题：可能后半辈子都将在绝经中度过！而绝经带来的相关症状以及导致的其他各疾病发病风险的提高，会极大影响女性的生活质量，而这个影响，可能会持续几十年！

所以，"生理现象"并非都是友善的，毕竟人类进化得还不完美，当一些"生理现象"影响到人们的正常生活，甚至给健康带来威胁时，我们就要适当干预了。就像青春期长身体是生理现象，但我们要多补充营养；怀孕是生理现象，但当缺乏叶酸时要适当补充。同样，在更年期这个特殊的生理阶段，妥善使用激素可以明显缓解症状、提高生活质量、减少相关疾病的发病风

险,助您平稳、舒适地度过更年期。

134. 更年期综合征激素治疗的好处有哪些

首先我们来梳理一下激素治疗的优点:

(1)缓解更年期相关症状:对于潮热,激素治疗是血管舒缩症状(潮热)最有效的治疗方法;其他更年期症状如睡眠障碍、情绪波动、认知障碍、关节疼痛、斑点和皮肤黏膜改变等经激素治疗均能得到改善;此外,性功能也可得到改善。

(2)泌尿生殖系统:阴道局部雌激素用药或全身(口服/经皮)给药对治疗、预防泌尿生殖系统萎缩,进一步预防复发性尿路感染等有帮助。

(3)骨质疏松:激素治疗是预防绝经后骨质疏松的首选方法。

(4)心血管:较早开始激素治疗可保护心血管、降低冠心病发病风险。

(5)代谢:激素治疗对于腰围、血压、胰岛素/血糖代谢、脂质代谢有正面作用。

(6)老年痴呆症:较早开始激素治疗有潜在预防阿尔茨海默病(即老年痴呆症)的作用。

(7)结直肠癌:短期激素治疗可明显降低结直肠癌发病风险。

135. 更年期综合征激素治疗的副作用有哪些

既然激素治疗的优点那么多,可以放心应用吗? 它可能有哪些副作用?

合理的应用激素其效果是安全的。历史上,人们对待性激素的态度可谓是"跌宕起伏":

● 20 世纪 50 年代,雌激素首次被用于临床,它的效果给女性带来惊喜,被称为"青春的药片";

● 20 世纪 70 年代,有研究称雌激素治疗会增加子宫内膜癌发病率,导致它的应用大大减少,这是有子宫的女性单用雌激素治疗的后果;

● 20 世纪 80 年代,研究证实雌孕激素联合应用后不会增加子宫内膜癌发病率,经过改善的激素治疗方法又普遍被人们接纳;

● 20 世纪 90 年代,人们发现了越来越多激素治疗的好处,如预防骨质疏松、心血管病、老年性阴道炎等,激素应用达到高潮;

● 进入 21 世纪,新的研究表明"非个体化的激素治疗将导致不良的后果,应针对患者状况采用个体化方案",但大多媒体对这一结果的报道并不客观,只把中心放在了各种"不良后果"上,引起了全球的"激素恐慌",激素应用再次进入低谷。

直到目前,随着对激素治疗的深入研究及讨论,全球的激素治疗又"复苏"了。激素治疗虽然益处深远,但以下情况禁用:

(1)已确诊患有乳腺癌和子宫内膜癌者。

(2)曾发生静脉和急性动脉血栓栓塞事件者(如脑梗死、心肌梗死等)。

(3)严重的肝肾功能异常者。

同样,还存在一些应用激素的潜在危险:

(1)乳腺癌:对于健康妇女而言,性激素与乳腺癌的发病风险关系并未确定。长期激素治疗可能使其风险上升,但概率极小,属于"罕见"类型,原因可能与某些种类孕激素的应用有关(孕激素的种类有十几种之多),所以建议采用天然或接近天然的孕激素。

(2)子宫内膜癌:前面提到过,单用雌激素会使子宫内膜癌的发病率增加,但加用孕激素可以很好地抵消这部分负面作用。

(3)心血管疾病:口服激素可能会增加血管栓塞的风险,但经皮给予低剂量激素会相对安全。对于60岁之后才开始全身应用激素或者之前发生过心血管事件(如脑梗死、心肌梗死)的女性,便享受不了激素对心血管的正面作用了,甚至会成为一种危险,需谨慎应用并合理选择药物及用药方法。

所以,对激素应用"狂热追捧"或"打入冷宫"都是不可取的。我们要持着科学、理性的态度,在医生的指导下,严格检查激素应用的适应证、禁忌证和慎用证,及早开始治疗,接受个体化的用药方案,并加强用药后监测,从而控制激素应用的安全性和有效性,最大程度发挥激素治疗的益处,将可能的风险降到最低。

136. 乳腺增生可以服用激素吗

乳腺增生性疾病是女性最常见的良性乳腺疾患,包括多种病变,但它们共同的特点是乳腺细胞数量的增多,而影响乳腺结构,导致胀痛等症状。

体检中诊断出的"乳腺增生"一般是"摄影密度"增大,80%~90%的女性都会出现,所以看到检验报告时不要惊慌,也不要瞬间对激素产生畏惧。乳腺增生不是激素治疗的禁忌证,目前,没有关于乳腺增生与癌变关系的确切证据,也没有乳腺增生患者激素治疗后乳腺癌风险增加的报道,但如果是存在的乳腺癌没被发现,激素治疗可以促进乳腺癌的快速增殖,所以,激素治疗一定要在妇科内分泌专业医生的指导下进行规范的应用,合理选择药物(如天然孕激素)及用药方式(如经皮给药等)、监测乳腺状况。

137. 骨质疏松单吃钙片管用吗

骨质疏松一旦严重,会伴随骨小梁(骨内起支撑作用的像房梁一样的结构)的断裂,目前尚没有好的方法使断裂恢复。所以,骨质疏松的早期治疗及提前预防十分重要。

说起骨质疏松的防治,很多人第一个想到的都会是——补钙! 但对于围绝经期女性,单补钙就管用吗?

前面提到过,骨质疏松的产生,主要是由于骨峰值低(骨量的储备少)和骨丢失率高(骨质的流失多)的双重作用。补钙只能提高骨量的储备,而无法阻止骨质流失,就像一个蓄水池,一边注水一边排水,怎样保证池子中的水量呢? 所以防治绝经期骨质疏松,应做到开源节流:

(1)提高"骨量储备":摄入足够的钙量:如服用钙片、多喝牛奶或酸奶等,是治疗的基础和前提;户外运动:晒太阳可增加体内合成维生素 D 而促进钙的吸收;适当运动则能促进骨量增加;避免不良习惯:如吸烟、嗜酒、偏食等。

(2)抑制"骨量丢失":雌激素的降低会引起骨量丢失,是围绝经期女性出现骨质疏松的主要原因,所以雌激素是绝经早期(60 岁以下)女性预防骨质疏松的首选药物;对于不适合用雌激素的女性，可由医生推荐选用其他抑制骨量丢失的药物（如双膦酸盐类、降钙素类等）。

138. 激素治疗多久可以停药

步入更年期以后，会有各种各样的问题困扰女性，此时雌激素的补充就显得格外重要。而大多数开始服用雌激素的女性，都很关心一个问题，那就是"雌激素毕竟是种药物，吃多久才能停掉呢？"

目前的研究结论认为没有必要限制激素治疗的期限：

如果治疗的目的是为缓解潮热等更年期症状，时间可以相对较短，但因人而异。如潮热会伴随大多数女性2~3年，但部分患者会持续10~20年之久。所以，即使您是处于"我就是想改善一下更年期症状"的目的，也可能需要较长的用药时间。一般来说，每年应该进行激素安全性评估，如果没有风险，不应该限制激素治疗的时间；如果您是为了预防骨质疏松、维持身体状况、提高老年生活质量等长远目标，建议长期应用激素。在治疗期间应该每年进行一次体检及个体化评估，只要预期益处大于风险，便可继续应用。

139. 绝经女性雌激素用药方法有哪些

大家都知道，更年期女性，需要适当补充雌激素，那么大家知道雌激素是怎样补充的吗？除了口服还有没有其他的用药途径？我们又该如何选择呢？

其实，激素的用药方法也有很多样，且各有特点：

（1）口服用药：是最常用的方法，适用于大多数女性的常规用药。

（2）经皮用药：如雌激素贴片、凝胶等，是通过皮肤来吸收的雌激素，进入肝脏的比例极小，且利用率高、所需剂量少。相较于口服用药，它的优势主要是静脉血栓风险较低。

（3）阴道局部用药：绝经后女性因雌激素下降，会出现泌尿生殖道萎缩的相关症状，如阴道瘙痒、干燥、性交困难、尿失禁、尿频、排尿困难等，而针对此类症状，可"局部问题局部解决"。阴道内局部给药，如栓剂、片剂、胶囊、凝胶等，可改善阴道上皮萎缩情况，增强局部润滑作用，维持阴道内正常 pH，还可有效缓解泌尿系症状。而且，阴道局部用药是吸收程度最低的途径，没有全身作用，所以尤其适用于存在全身用药风险、同时伴有严重泌尿生殖症状的患者。

由此可见，激素类药物不仅种类多样，用药途径也大有不同，所以应针对个体情况选择合理用药。

140. 更年期症状有没有不用雌孕激素的治疗方法

答案是：有。

常规激素疗法是目前治疗更年期相关症状的最有效方法。但针对不愿意应用激素或存在激素禁忌证的女性，有以下几种选择：

（1）植物药：植物药不是植物雌激素，不含雌激素和类雌激素，如黑升麻提取物，也可以用于乳腺癌患者的更年期症状的治疗。

（2）中成药：目前研究较多的有坤泰胶囊等，它适用于围绝经和早期绝经后轻中度症状的女性，且可被用于乳腺癌患者的激素补充治疗。

（3）植物雌激素：关于植物性雌激素大家可能早有耳闻，在大豆、亚麻籽、紫花苜蓿、啤酒花和红葡萄酒中含量较高。这些食物多吃些固然是好，但植物激素代谢机制非常复杂，其有效成分的释放、吸收主要取决于肠道菌群的分解作用，因患者个体间菌群也存在差异，所以摄入此类食物带来的效果大相径庭，尤其对于肠道菌群紊乱（如在服抗生素）的患者，这些植物激素是无法发挥作用的，且目前的相关研究还不成熟，建议将这些食物作为辅助补充激素的方法。

（4）饮食：有研究表明，水果和蔬菜富含微量营养素，抗氧化，有助于抵抗身体炎症，并在更年期保持健康的体重。另外，水果和蔬菜也富含纤维，可以调整雌激素的代谢，从而降低不良反应的发病风险。女性尽量减少和避免快餐、甜食和含糖食物，多吃新鲜水果和蔬菜，特别是绿色蔬菜和全谷物。

（5）针灸理疗、推拿按摩等：这些方法均可暂时性改善更年期潮热、失眠症状。

由此可见，目前非激素治疗的方法可作为更年期激素补充治疗的辅助方法，可以在医生的指导下适当选用。

141. 怎样健康饮食，平稳度过更年期

合理膳食标准，即"能量摄入与消耗一致；蛋白质质量要好，不可过量；饱和脂肪酸量要少；维生素和矿物质充足而平衡"。首先了解各成分的作用：

（1）能量：由于代谢率降低，对能量的需求量减少。

（2）蛋白质：体内蛋白质合成较年轻时变慢，所以过多的蛋白质摄入会给肝肾带来负担。

（3）脂肪：体内脂肪含量逐渐增多、胆固醇上升。

（4）维生素：对维生素的需求增加，如维生素 B$_{12}$、维生素 E、维生素 D 等。

（5）水分：体内储水能力下降，且对口渴的感觉下降，应注意足量水分的摄入。

具体如下：

1）主食构成：主食中要有一定量的粗粮、杂粮，且保证一日三餐均有主食来提供能量，尽量多种主食搭配、变换，能量低且富含纤维的食物（如土豆、红薯）适宜在晚餐时吃。

2）补充蛋白质：应以优质蛋白为主（如牛奶、酸奶、鱼肉、瘦肉、大豆）。其中，牛奶还适合高尿酸血症和痛风患者食用；大豆不仅蛋白质、纤维丰富，且含大豆异黄酮，有抑制体内脂质过氧化、预防心血管病的作用。

3）适量食用动物性食物：动物性食物（如肉类、蛋类）富含蛋白质、维生素和微量元素，且鱼肉、鸡蛋等易消化吸收，烹饪方式多样，是很好的营养选择。

4）多食用膳食纤维类食物：蔬菜、水果中膳食纤维、维生素和微量元素十分丰富，且水分多、热量低、易消化，多食用可促进胃肠功能，且对许多疾病的预防都有帮助。每天摄入量应占食物总量的 1/3，水果宜放在两餐之间吃。

5）少吃盐、少饮酒：长期高盐饮食会增加心血管病发病率，所以进食还是清淡为好。酒类也应尽量少饮，尤其是烈酒，但葡萄酒可以适当饮用。

6）保证足够水分摄入：老年人每天至少应饮用 1 200ml 水，

活动增加时饮水量也应增加,而且注意不要感到口渴才喝水,因为此时机体已处于缺水状态。

以上建议仅针对相对健康的中老年人群,当合并某些特殊疾病,如肝肾功能受损时,某些食物摄入要受到严格控制,所以需要在医生指导下,制订合理的饮食计划。

142. 绝经的我,是否该选择保健品了

都说女人的钱很好赚,因其在爱美这件事情上努力追逐。最大的受益产业一个是美容产业、一个是保健产业。有很多朋友问我:某某产品很火爆,我周围朋友吃了也说好,更年期吃这个是不是会好一点?

在这里强调一点:必须明确的是成分不明的保健品不可信。

就女性保健品而言,查出不合格激素添加的事件更是屡见不鲜;2013 年 3 月 15 日披露的某一保健品中,褪黑素含量达到了临床用药的 10 倍,导致女性服用后体内雄激素大幅增高。

对于激素,临床上的应用是非常谨慎的,从禁忌证、慎用证、药物选择、用药方式、服用剂量等各个方面,都需要做到规范化、个体化。

相比较,许多保健品中肆意添加的激素成分令人担忧,因为服用者一般无法确定其中的含量,也很容易忽略其对身体产生的影响,将其视为非药物类而不对医生告知。

事实上,一些保健品中的激素含量并不低于、甚至超出临床用量的许多倍,所以若同时进行临床的激素补充治疗,人体的内分泌系统会在多种激素作用下出现紊乱,干扰规范的临床治疗,甚至会威胁到女性身体健康。

所以，在购买保健品时，要做到理性、冷静，且对保健品的成分、功能多做留意。

到医院就诊时，要告知医生近期所服用的保健品，医生可根据用药情况调整临床治疗方案。

143. 更年期还需要避孕吗

随着全面两孩政策的施行，人们生育观念改变，妊娠女性的年龄也在逐步升高。但还有很多人认为更年期怀孕概率小，而在性生活中没有采取安全措施，结果怀孕了，又因为年纪太大，出于身体原因和孩子将来的抚养问题，不得不放弃一个小生命。为了更好地为自己和他人负责，性生活中做好安全避孕措施是很有必要的。

对此，大家可能会有这样的疑问"更年期还需要避孕吗？吃避孕药会不会不好？"首先确定更年期女性要避孕，合理选择避孕方式很重要。

大多数 40~49 岁间的女性仍需要有效的避孕措施来预防意外妊娠，虽然这个年龄段的女性卵泡稀少、生育力减退，但仍存在排卵与妊娠的可能。且此阶段的高龄女性一旦妊娠，会伴随多种高危因素的出现。

激素避孕的方法在更年期女性可以继续应用。因为激素类避孕药（雌孕激素复合剂）不仅可以达到避孕效果，同时还能降低卵巢癌及子宫内膜癌发病风险，调节更年期紊乱的月经周期，且对更年期血管舒缩症状、骨质疏松有一定的改善、预防作用。

年龄本身并非口服避孕药的禁忌证，但若合并动静脉血栓性疾病及其他危险因素（超重、吸烟、高血压、高血脂、糖尿病、偏头痛等),则要慎重或放弃应用口服避孕药。

每个人都有正常的生理需求,都有追求爱与被爱的权利,不应该受到年龄、传统观念的限制。需要注意的是,我们在爱的同时,要记得给爱加一个"保险栓",让爱更安全。

144. 有什么好的办法延缓皮肤衰老

女性与皱纹的斗争已持续了几千年。早在古埃及时期,化妆品的应用就已十分普遍,古埃及女王甚至有一部著作来描述她美丽的秘诀。

话说回来,有哪位女性不渴望青春永驻、美丽永存呢? 随着科技文明的发展,21世纪的抗衰老方法可比埃及女王先进多了。前面提到过,衰老的机制分为外源性衰老与内源性衰老,但现在被普遍应用的方法(如保湿、保养、抗氧化等)均在对抗外源性衰老,而几乎没有针对内源性衰老的方法。

内源性衰老主要是因为激素的缺乏,但由于激素属于医疗物质而被禁止用于化妆品产业,所以处方权还在医生的手中。

(1) 雌激素抗衰老:据临床观察,进行激素补充治疗的绝经后女性比不治疗者的皮肤厚度、保湿度都更好,原因在于此技术可提高胶原蛋白和弹性蛋白的水平;局部的激素应用也有相同效果,这些药物对皮肤的胶原蛋白密度和透明质酸浓度具有积极作用,但仅出于改善皮肤衰老的目的,可选用作用较弱、对子宫内膜没有促增殖作用的雌激素,如雌三醇、17α- 雌二醇等,具体药物可咨询医生。

(2) 孕激素抗衰老、抗痤疮:有一类酶会降解我们的胶原蛋白和弹力蛋白,而孕激素(如黄体酮、合成孕激素)可通过抑制这类酶来对抗衰老。此外,某些孕激素(如炔雌醇醋酸环丙孕酮)有抗雄激素作用,可用于治疗高雄激素导致的痤疮和多毛。

(3)维生素:有些维生素具有抗氧化功能,且被添加在化妆品中,如维生素 C、维生素 E、维生素 A(视黄醇)等,其中维生素 A 对胶原新合成有明显作用。

注射激素、化妆品、整容等只能在短期内维持人的外在状态,人类的衰老是不可逆的。保持积极、健康的心态,坚持身体锻炼,坚持学习,即使满头花白、垂垂老矣,也可以有少年般的追求以及对生活的无限热爱。

另外,年轻时取出部分卵巢组织(不影响卵巢功能)冻存,待绝经后再将冻存的卵巢组织移植回自体,既可以恢复卵巢的内分泌功能,也是近年来国际上抗衰老的热点议题。

145. 绝经女性常用的激素治疗的方案有哪些

绝经女性由于卵巢功能不断减退,雌激素逐渐减少,会出现一系列症状,如失眠、心慌、易怒、很难控制自己情绪等。为了预防疾病的发生,绝经女性需要进行适合的激素治疗。

那么目前绝经女性常用的激素治疗的方案有哪些呢? 我们来具体了解一下。

(1)单纯补充雌激素:只补充雌激素而不加孕激素的方式称单纯雌激素补充,但是临床上在补充雌激素时通常加用孕激素,目的主要用于保护子宫内膜,防止子宫内膜增生以及癌变,因此单独补充雌激素仅适用于子宫已切除的患者。单纯雌激素补充一般用于无雌激素补充治疗禁忌证,无子宫,同时也没有明显的子宫内膜异位症表现的围绝经期或绝经后女性。常用制剂有戊酸雌二醇、17β- 雌二醇等。

（2）单纯补充孕激素：只补充孕激素而不加雌激素的方式称单纯孕激素补充，适用于围绝经期因排卵异常导致的月经紊乱及更年期症状不明显的患者。常用药物如地屈孕酮、微粒化黄体酮、甲羟孕酮等。

（3）雌孕激素联合治疗：在一个周期内既补充雌激素又补充孕激素，这种方式称为雌孕激素联合补充。主要针对有子宫的女性，可保护子宫，以防癌变。常用的药物如"雌二醇屈螺酮片"、"雌二醇片/雌二醇地屈孕酮片"等。

（4）替勃龙：替勃龙在体内代谢物可以起到雌、孕、雄三种激素样作用，可改善围绝经期及绝经后期女性性欲、情绪和认知情况。

除了激素治疗外，绝经女性还应该注意合理营养，作息规律，别熬夜，坚持锻炼，保持心情舒畅。

146. 绝经女性激素治疗可以引起乳腺癌吗

根据国内外最新研究，绝经后激素治疗引起乳腺癌的风险很小，停药后风险逐渐降低。

首先，雌激素本身不增加乳腺癌的风险，甚至可降低乳腺癌的发生率，但应注意，如果体内已经存在没有被发现的乳腺癌，雌激素则会促进癌的快速增殖甚至转移，所以激素治疗之前要进行全面检查。

其次，孕激素与乳腺癌的风险与不同治疗方案、不同孕激素种类、治疗时间的长短、启动治疗的时间有关，与合成孕激素相比，微粒化黄体酮或地屈孕酮乳腺癌的风险可能更低。至于治疗时间的长短，激素治疗 5 年之内乳腺癌风险较小。

如果本身有乳腺疾病，激素治疗是否会增加患乳腺癌风险呢？根据最新指南，影像检查提示的乳腺增生并非病理性改变，不是激素治疗的禁忌证，而其他乳腺良性疾病，包括脂肪坏死、乳腺纤维瘤、乳管乳头状瘤的乳腺癌风险尚不确定。

147. 绝经女性激素治疗可以增加静脉血栓风险吗

静脉血栓形成的危险因素有很多，包括：高龄、肥胖、吸烟、外科手术及严重创伤、某些内科疾病（如急性心肌梗死、脑卒中、充血性心力衰竭、急性呼吸窘迫综合征、肾病综合征、系统性红斑狼疮、抗磷脂综合征、糖尿病）、恶性肿瘤等。雌激素治疗会增加静脉血栓形成的风险。但是，所有绝经妇女在开始激素治疗前，都需要对血栓形成的危险因素、血栓栓塞病史及家族史进行详细的了解和评价。对于年龄这一因素，医生在给更年期妇女起始应用激素补充治疗时，会选择特殊的"窗口期"，通常是年龄小于 60 岁，绝经小于 10 年的女性。对于肥胖、吸烟的女性，如果应用激素补充治疗，建议她们在减重、调整生活方式、戒烟的基础上，选择应用经皮雌激素。研究发现，经皮雌激素不增加凝血效应，因而不增加静脉血栓形成的风险。在孕激素的应用方面，某些增加静脉血栓风险的孕激素（如醋酸甲羟孕酮）已经不再用于绝经女性长期激素治疗的方案中。选择应用天然孕激素（如天然黄体酮）并不增加静脉血栓形成风险。

此外，国外的流行病学研究报道，静脉血栓栓塞症的发病率仅为 1‰~2‰，并且亚洲人群静脉血栓的发病率更是低于欧美人群。即使应用绝经后激素疗法，男女性别之间静脉血栓栓塞症的发生率并没有明显差别。因此，我们可以认为，在排除禁忌证和全面评估的基础上，绝经女性应用激素治疗导致的静脉血栓形成风险是极低的，应用是安全的。

148. 绝经女性激素治疗可以增加子宫内膜癌风险吗

绝经女性激素治疗与子宫内膜癌的关系是人们担心的问题之一。绝经后激素治疗包括单纯雌激素补充、雌孕激素连续联合用药及雌孕激素序贯用药治疗。有子宫女性单用雌激素进行绝经激素治疗将增加子宫内膜癌的风险，如图 6-8 所示，既往研究表明，应用过单一雌激素疗法的女性患子宫内膜癌的风险是未应用女性的 6 倍，应用雌激素超过 5 年者风险为 15 倍，连续应用 10~15 年后风险迅速增加至 20 倍；无论何种途径给予雌激素都会增加子宫内膜癌的风险。单用雌激素增加子宫内膜癌的风险已十分明确。

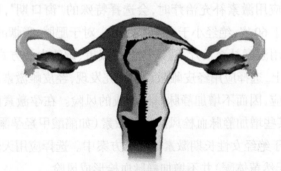

图 6-8　子宫内膜癌

但是这种风险可以通过补充孕激素抵消，足量孕激素可以逆转子宫内膜的增生，阻止增生内膜向内膜癌发展的趋势，从而保护子宫内膜,防止子宫内膜增生以及癌变,因此在接受雌激素治疗的同时接受孕激素治疗,不增加子宫内膜癌的风险。

子宫切除的患者因为没有子宫,不用担心子宫内膜癌的风险,可以单纯给予雌激素治疗。有子宫的女性雌激素治疗的同时应该给以足量孕激素保护子宫内膜,防止子宫内膜癌的发生。但是需要注意的是,即使有孕激素的保护,激素治疗时也应该定期检查,了解子宫内膜的情况,一旦有内膜病变,早期发现、早期治疗。

149. 绝经女性激素治疗可以增加脑卒中风险吗

"脑卒中"又称"中风""脑血管意外",是一种急性脑血管疾病,是由于脑部血管突然破裂或因血管阻塞导致血液不能流入大脑而引起脑组织损伤的一组疾病,包括缺血性和出血性卒中。缺血性卒中的发病率高于出血性卒中。

发生脑血管疾病的危险因素主要有:高血压、糖尿病、高脂血症等。调查发现,45 岁以前的男性脑卒中发生率高于女性;45 岁以后的女性脑卒中发生率明显升高,与男性无明显差异。这可能与绝经后女性随着卵巢功能衰退,卵巢分泌的性激素(特别是雌激素)减少,可能引起血脂代谢障碍改变,从而可能与缺血性脑血管疾病的发生、发展有一定关系。因此从理论上讲,适量给予雌激素以弥补绝经后卵巢分泌内源性雌激素的不足,能改善异常的血脂代谢,对脑血管起保护作用;此外雌激素对脑组织具有神经细胞保护和神经营养作用,可预防神经组织退化和损伤。

对于年龄 <60 岁、绝经 10 年内且无心脑血管系统疾病的绝

经期女性启用激素治疗不增加卒中风险;对于年龄≥60岁、绝
经超过10年的女性,开始进行激素治疗可能增加卒中风险,缺
血性卒中发生风险可能轻度增加,但与出血性卒中无相关。

考虑到激素治疗的双刃剑作用,患者应与临床大夫充分沟
通,权衡激素治疗的利弊作出决策。

150. 更年期综合征如果继续发展会有哪些严重后果

更年期是每个女性都要经过的一段生命历程,它是一个生
理过程,但可导致病理性的结果,更年期的相关症状有些人比较
轻,有些人比较重,但是对生理方面的影响,其实都是一样的。

比如说对心血管的影响,绝经后因为雌激素缺乏,(女性)
冠心病、脑血管疾病的死亡率,可以增加2~6倍,44%的女性死
亡是(因)心脑血管疾病,这些都是和绝经有很大的关系。

对于骨质疏松,绝经后的女性骨质疏松的发生率是明显的
增高的,在女性一生中,每三个人里面至少有一个,就是约30%
的人会发生骨质疏松相关的骨折,如果及时进行激素补充治
疗,进行规范调理,是完全能够预防的。

在更年期女性精神方面,很多人到了这个时候出现精神、神
经相关的症状,当成是精神病去治疗,有些人走了很多的弯路,
最后才发现是更年期引起的。更年期相关症状最严重的时候,
比如说更年期抑郁症,自杀率很高,这是危及生命的。

所以通过我们宣教,希望女性朋友在出现更年期相关症状
的时候,比如说有潮热、出汗症状,要考虑到可能是更年期的问
题。那当你觉得生活没有希望,觉得活着不如死了好的时候,这
有可能是更年期抑郁的问题,要想着去看更年期门诊的医生,如

果说你觉得这个时候，没有原因的出现明显的心慌、血压的波动，你也要想到可能是更年期导致的，要进行合理的处理。

更年期如果出现了月经紊乱，不要认为乱经是正常的，乱经是常见的，但绝不是正常的，如果不调理，它也有危险，一个是导致大出血、贫血，甚至失血性休克、死亡，而这种长期的出血，内膜得不到保护，子宫内膜癌的风险也明显增高。

所以女性到了更年期会遇到的这些问题，有早期信号就一定应该要去看专业的医生，进行规范的调理，这样既可以减少更年期的相关症状，又可以保护心血管，减少冠心病、脑梗死、心肌梗死的发生，减少骨质疏松性骨折的发生，同时对性生活也是一个很好的保护和提高，对皮肤的改善，也有一个非常好的促进作用。

151. 更年期相关症状能预防吗

在更年期每个人多多少少可能都会出现一些问题，几乎100%都会出现不同的症状，只是有的人表现得比较强烈，潮热、出汗大家都看得出来，像生理方面的影响，皮肤的干燥、腰背痛不是每个人都会有的。

所以说更年期症状影响到每位女性朋友，更年期保健非常重要，所以我们不仅是要从药物方面，还有心理方面，在这个时候，可以培养很多的爱好，看看书，有时候也转移一下注意力，对更年期症状的减轻也是有很大的好处的，再比如说做做瑜伽、听听音乐都可以舒缓一下神经，运动也很好，比如说每天散步个半小时以上，它可以让血管舒张，血压高的人，血压波动的人，能够降下来也是非常好的。生活方式的干预，也可以对预防更年期的症状方面有很大的好处。

但是更年期卵巢功能的衰退是不可避免的，所以最好的预防除了生活方式、运动饮食调理之外，药物的干预是预防更年期相关症状出现最有利的方法，所以激素的应用非常重要。

同时中医的调理也可以作为一个很好的辅助治疗。经过长期的干预，能够达到很好的效果，但需要注意的是激素补充治疗须尽早开始，尽量在绝经 10 年之内、60 岁之前开始补充。

为什么？绝经 10 年之后女性心血管疾病风险已经很高了，可能本身已经存在着高血压、冠心病、动脉斑块的形成，特别是这个时候，再用雌激素可能会有风险。雌激素有扩血管的作用，如果已经有坏死的斑块，雌激素的扩张血管作用容易致斑块脱落，形成血栓，所以血栓的风险增高，这时候开始补充激素弊大于利。

虽然激素补充有很多益处，但是在年轻、月经规律时不缺雌激素，不需要补充激素。

所以一定要在适当的时候用，好处是开始应用得早，对心脑血管疾病都是很好地预防，因为女性心脑血管疾病的死亡占44%，如果你早点开始用，这一部分的保护，就是个惊人的数据；可以预防骨质疏松的发生，不要等（到）腰弯、背驼、骨头大了，才想起来补充雌激素，这个时候已经晚了，它逆转不了了，所以一定开始要早，骨骼还没有断的时候你就要进行预防。

对于老年性痴呆的发生，女性是明显高于男性的，如果及早开始进行激素补充治疗，而且维持的时间比较长，老年性痴呆的发生率也会明显降低。如果已经发生了痴呆，雌激素治疗没有益处，甚至有负面影响。

所以对更年期相关症状及疾病的预防，包括生活方式、饮食，培养多种的兴趣和爱好，再加上合理的激素补充治疗，中药或中成药辅助治疗，能够预防更年期相关症状的出现，可以大大提高女性的生活质量，减少慢性病的发生，同时可以延缓衰老，延长寿命。

152. 哪些原因会引起更年期综合征

什么原因引起更年期症状？其实它的原因非常简单，就是因为卵巢功能衰退。卵巢是做什么的？它在育龄期女性每个月将一个卵泡生长发育、成熟和排出，除此以外，另外的卵细胞会产生性激素：雌激素、孕激素和雄激素。

当然对于女性来说，雌激素是最主要的，可维持女性的生理功能，雌激素作用在下丘脑的体温调节中枢，雌激素和其他的一些介质保持平衡的时候，它能够维持人体正常体温，一旦雌激素缺乏，体温调节中枢就失衡，所以对于更年期患者一个很小的刺激，她就会出现血管舒缩症状，会出现潮热出汗，很容易被激惹；雌激素也作用于大脑的灰质，大脑灰质的功能主管记忆，当雌激素降低的时候，记忆力减退，所以很多女性因为记忆力减退而变得爱唠叨。

雌激素在成骨和破骨之间，起着非常重要的作用，促进钙的吸收，雌激素的缺乏导致骨质疏松，那么单纯补钙行不行？单纯补钙是不够的，如果雌激素缺乏了，单补钙吸收也会很差，只有在雌激素存在的情况下，补钙才能够很好地吸收，这也是绝经后女性容易发生骨质疏松的原因。

还有一个非常重要的问题，就是心血管的问题，雌激素还具有扩张血管的作用，它可以促进全身的血液循环，雌激素缺乏所致的血管收缩痉挛容易出现头痛。此外,血管痉挛、长期缺血缺氧,导致动脉粥样硬化的发生率增高,增加冠心病的发生率,绝经后比绝经前增高了 2~6 倍,所以雌激素的缺乏,对于女性的影响是全方位的。

153. 哪些症状是进入更年期的早期信号

首先,最常见的是潮热、出汗,中国女性的发生率在 60%~70%,表现为无明确原因地出现突然满脸大汗、身体出大汗、觉得发热等血管舒缩症状。有一些女领导或者老师在开会讲课的时候突然满脸大汗,这种情况非常尴尬,这都是因为其进入更年期而导致的,及时去医院诊治,很多药物是可以帮助改善这些症状的。

其次是严重的失眠,有些人会出现睡眠障碍,部分女性甚至需每日口服助眠药物,严重影响女性的生活质量及身体健康。

再次骨量减少、骨质疏松,早期检查骨密度正常,很多女性会觉得没必要补钙、喝牛奶等,但等到骨密度降低的时候就已经很难逆转了,因为骨量减少的过程是缓慢进展、隐匿性的。当骨量开始减少的时候,可能出现背痛、腰腿痛,通过调查,后者发生率最高,为 80%~90%。绝经女性骨质疏松是一个隐形的杀手,外部看不到,内部的骨小梁可出现纤维性骨折。

女性最关注的皮肤也会在更年期出问题。雌激素可以促进皮肤胶原的合成,保持皮肤紧致光滑、富有弹性,如果雌激素水平降低,皮肤胶原合成减少,就会导致皮肤变薄,出现皱纹。更年期的皮肤衰老是生理过程,不仅仅是脸上的皮肤变薄,全身各个部位的皮肤黏膜都变薄,如果发生在阴道,阴道黏膜从几十层的厚度，变成很薄的几层，做妇科检查或同房时，阴道萎缩、弹性减退，裸露在皮肤表面的血管容易破裂出血，女性会出现疼痛感，造成部分女性惧怕妇科检查或性生活。正常的性生活有利于夫妇双方的身心健康及夫妻关系的和谐，如果女性不注意调理，忽略这个问题，可能会造成家庭生活的不和谐。除了子宫、阴道、外阴等生殖器官，膀胱、尿道也分布着雌激素受体。所以尿道的黏膜也会发生萎缩，容易引起反复的尿路感染、血尿，而后者更易引起恐慌，怀疑是否患有恶性肿瘤。激素补充治疗或局部外用激素药物均可以解决以上问题，而抗生素是无效的。

另外，部分女性会出现健忘，变得爱唠叨，因为激素也作用于认知及记忆中枢，更年期的雌激素降低可致记忆力减退。

若您出现了皮肤松弛、皮肤异物感如蚁爬感、记忆力减退、失眠、潮热出汗、腰酸背痛、月经周期改变、性欲降低、性生活愉悦度降低或性交困难、反复泌尿系感染、血尿等问题，应该去医院检查是否是因为进入了更年期。

（阮祥燕　张凌燕　罗穗豫　张露平
赵　越　王　娟　孙艳格）

第七章

激素是魔鬼还是天使？揭开激素神秘的面纱

往往人们一谈及"激素"就"色变"，人们对激素认知误区是什么？科学的激素应用是怎样的？它有什么利弊与风险？本章将科学地向你呈现。

154. 什么是激素？妇科内分泌中常用的激素有哪些

在日常生活中，我们经常提到激素，那么究竟什么是激素呢？让我们一起来了解一下吧。激素的英文为"hormone"，故也音译作荷尔蒙，在希腊文原意为"兴奋活动"。激素是由内分泌腺（人体的一种腺体）产生的化学物质，随着血液输送到全身，控制身体的生长、新陈代谢、神经信号传导等，是我们生命中的重要物质。激素的分泌量极微，为毫克或微克水平，但其调节作用非常明显。

女性激素是由卵巢合成和分泌的，促进女性性器官成熟及第二性征出现，并维持正常性欲及生殖功能的荷尔蒙，主要包括雌激素、孕激素和少量的雄激素（均为甾体类激素）。卵巢的分泌功能受到性腺轴即下丘脑-垂体-卵巢轴（HPOA）的调控，而HPOA的神经分泌活动还受到大脑高级中枢的调控。妇科内分泌通过测定性激素水平来了解女性内分泌功能和诊断与内分泌失调相关的疾病。常用的性激素六项为卵泡生成激素（FSH）、黄体生成激素（LH）、雌二醇（E_2）、孕酮（P）、睾酮（T）、催乳激素（PRL）。

在妇科内分泌领域中，治疗用的激素主要是雌激素、孕激素及雄激素等。雌激素分为天然雌激素和合成雌激素。天然雌激素为雌二醇（E_2）和雌酮（E），雌三醇（E_3）为上述 2 种激素的代谢产物，由卵巢、胎盘及肾上腺皮质分泌。合成雌激素有半合成及完全合成两种：半合成雌激素，由甾体雌激素衍生而来，常用作口服避孕药，如炔雌醇等；合成雌激素，为非甾体类雌激素，如己烯雌酚（又称乙蒽酚）等。目前临床上常用的天然雌激素有戊酸雌二醇和 17β- 雌二醇。雌激素多用来进行激素补充及调整月经周期等。

孕激素（progesterone）是由卵巢分泌的一种类固醇激素，又称孕酮。它的主要功能为和雌激素协同作用促进女性性器官成熟及第二性征出现，并维持正常性欲及生殖功能。能抑制子宫收缩，使子宫内膜由增生期转变为分泌期，为受精卵着床及发育作准备。临床多用于安胎、月经失调及治疗子宫出血等卵巢内分泌不足疾病。合成强效孕激素用于子宫内膜异位症、子宫内膜癌等，也是各种避孕药的主要成分。与雌激素联合作为激素治疗药物。按照提取加工方式和结构的不同可分为天然黄体酮和人工合成孕激素。天然黄体酮是由天然植物萃取后制成，人工合成孕激素是用化学工艺方法由近似物质合成加工的。

女性雄激素主要由肾上腺及卵巢的间质细胞及门细胞分泌，对维持性欲有一定作用，可对抗雌激素，增强子宫肌纤维及血管壁的张力，减轻盆腔充血，有时用于治疗围绝经期异常子宫出血。

155. 什么是激素治疗

　　妇科内分泌中，激素治疗通常指激素补充疗法（hormone replacement therapy，HRT）、激素治疗（hormone therapy，HT）或绝经后激素治疗（menopause hormone therapy，MHT），这几个术语目前国际通用（是一种荷尔蒙疗法，用于治疗女性更年期相关的症状）。这些症状可能包括潮热，阴道萎缩和干燥，以及骨质流失等，并且是由更年期期间性激素水平降低引起的。激素补充疗法用于更年期症状的主要激素药物是雌激素和孕激素。对于拥有完整子宫的女性，孕激素通常与雌激素联合应用，因为单纯雌激素治疗与子宫内膜增生和癌症有关，而孕激素可预防这些风险。像睾酮这样的雄激素有时也用于激素补充疗法。激素补充疗法药物有多种形式，可通过各种不同的给药途径应用。

　　激素治疗的用药途径多样，一般有口服、经皮肤和经阴道应用的方式。口服由于简单方便，是临床中最常用的用药方式。目前临床常用的激素治疗药物大都是雌孕激素的复合制剂，给药方式简单，患者依从性好，口服药物经肝肠循环进入血循环，作用于靶器官，但血中雌激素浓度易于波动。类固醇类激素对肝脏的碳水化合物、脂代谢均有影响，对胆汁的产生和排泄也有影响。肝脏通过调节性激素结合蛋白的产生影响性激素的活性，同样，吸收入血的性激素水平也影响性激素结合蛋白的浓度。经皮肤途径（皮贴或凝胶）和经阴道用（霜、片、栓），这些方式在妇科内分泌治疗中也常用。其优点为可用天然雌、孕激素，不需肝肠循环,药物可直接进入循环系统。皮贴用药可使患者达到稳定的激素浓度。

　　激素治疗常用的药物种类有雌激素、孕激素和雄激素。激素补充治疗中雌激素、孕激素及雄激素的配伍方式也可分为:单用雌激素;雌、孕激素联合使用;单用孕激素;合用雄激素等方式。

　　激素补充疗法在现在及未来很长的时间内,仍然是内分泌功能减退类疾病的主要治疗方法。这种治疗方法是一个长期的过程,不同个体在不同时期可出现不同的症状或病变,治疗必须个体化以适应不同的需要。不同个体的腺体损害程度不同,并会在疾病的发展中变化。因此,在治疗中应定期随访,以调整药物的剂量或用药方案。

156. 激素都可以致人发胖吗

　　人们往往谈激素色变,是因为对激素有太多误解。激素是由内分泌腺(人体的一种腺体)产生的化学物质,随着血液输送到全身,控制身体的生长、新陈代谢、神经信号传导等,是我们生命中不可缺少的重要物质。

　　激素的分泌量极微,但其调节作用却非常明显。在妇科内分泌领域中,经常用的激素主要是类固醇激素中的性激素,即雌激素、孕激素及雄激素等,我们通常简称为“激素”。一谈到激素,我们很多人都会担心会不会发胖。激素都可以导致人发胖吗?

　　事实上,并不是所有的激素都可以致人发胖,临床上常用的致人发胖的激素主要是糖皮质激素。糖皮质激素具有调节糖、脂肪和蛋白质的生物合成和代谢的作用。长期应用可导致满月脸、高血脂、向心性肥胖、紫纹、痤疮、糖尿病倾向、高血压、骨质疏松等，其中就有我们担心的肥胖症状。

那么，为什么会出现肥胖症状呢？

这是因为糖皮质激素的主要成分皮质醇能够促进蛋白质、脂肪分解及肝糖原增多，血糖增高；促进脂肪重新分布，减少周围四肢的脂肪组织，而腹部和肩胛间脂肪则积聚，形成向心性肥胖。糖皮质激素可使女性发胖，还有些人经常会问，什么样的激素是最安全的呢？

其实答案很简单，与人体产生的激素结构越接近的激素越安全。目前已经研制出很多天然的激素，患者可向医生咨询，医生会根据你的实际需要，选择适合你的最安全的激素。激素并没有想象中的"可怕"，正确认识激素，才能正确看待激素、正确使用激素，为健康保驾护航。

157. 能用口服避孕药代替激素治疗吗

事实上，激素避孕指女性用甾体激素药物达到避孕，是一种高效避孕方法，我们常称为"口服避孕药"，其激素成分主要是雌激素和孕激素。

口服避孕药不仅仅可以避孕，还有调节月经的作用。青春期及生育年龄往往出现月经不规律、无排卵性子宫出血等问题，需要恢复正常的内分泌功能，以建立正常月经周期。我们常用的口服避孕药可以起到这个作用。口服避孕药可以很好地控制周期，当然，如果是有避孕需求的患者更为适用。用法就是一般自周期撤退性出血第 5 天起开始服用，每天 1 片，连服 21

天,一般 1 周为撤退性出血间隔,连续 3 个周期为 1 个疗程,可酌情根据病情延至 6 个周期,如果是避孕则可以长期应用。避孕药中的雌孕激素一般都是合成的高效激素,雌激素水平相对低,如果是绝经或早绝经女性,需要补充的是天然或接近天然的雌孕激素,长期应用才更安全有效,因此,不能用避孕药代替激素治疗。

158. 激素治疗有避孕作用吗

　　激素治疗通常会给绝经女性提供一种生理低剂量的雌激素和孕激素联合治疗,不抑制排卵,故没有避孕作用。事实上,激素避孕指女性用甾体激素达到避孕,是一种高效避孕方法,我们常称为"口服避孕药",其激素成分主要是合成的高效雌激素和孕激素,其最主要的作用就是高效抑制排卵。避孕药中高效的雌孕激素通过负反馈调节抑制下丘脑 - 垂体 - 卵巢轴对促卵泡素的分泌,从而达到抑制排卵的作用。其次,孕激素使宫颈黏液量减少,黏稠度增加,不利于精子穿透。再次,它改变子宫内膜形态与功能,使子宫内膜与胚胎发育不同步,不适于受精卵着床。此外,改变输卵管的功能:在雌孕激素作用下,输卵管上皮纤毛功能、肌肉节段运动和输卵管液体分泌均受到影响,改变受精卵在输卵管内正常运动,干扰受精卵着床。

　　由于激素治疗多用于更年期女性补充激素以达到改善更年期潮热、多汗、阴道干燥,肌肉疼痛等症状,使用的药物多为雌孕激素序贯应用,即在周期的前半期单独应用雌激素,在后半期加用孕激素,这个方案是没有抑制排卵的作用的,因此,应用激素补充治疗的妇女,如果有避孕的要求,应该采用非激素的避孕方法。

 159. 月经不调和月经过多，医生为什么会开避孕药

有些患者说："我是因月经不调来看病的，医生却让我服用口服避孕药。我又没结婚，更不需要避孕，为什么还给我开口服避孕药啊？"

其实，这位患者不知道，口服避孕药不仅仅可以避孕，还有调节月经的作用。青春期及生育年龄的女性往往出现月经不规律、无排卵性子宫出血等问题，需要恢复正常的内分泌功能，以建立正常月经周期。我们常用的口服避孕药可以起到这个作用。

口服避孕药涉及雌激素和孕激素两种成分联合应用。开始即应用孕激素，限制雌激素的促内膜生长作用，使撤退性出血逐渐减少，其中雌激素可预防治疗过程中孕激素的突破性出血。口服避孕药可以很好地控制周期，当然，对于有避孕需求的患者更为适用。用法就是一般自月经周期或撤退性出血第 5 天开始服用，每天 1 片，连服 21~24 天，一般连用 3~6 个周期。

在此还要提醒大家，导致月经不调的病因复杂多样，对于月经不调的女性，最好先去正规医院查明原因。在医生的指导下决定是否选用避孕药调经。

160. 口服避孕药会增加体重吗

很多人担心口服避孕药会增加体重，早期研制的避孕药确实有体重增加的现象。但是，近年来随着口服避孕药的不断发展，雄激素活性降低，孕激素活性增强，用药量小，副作用也明显降低,体重增加的发生率极低。为了更有效解决用短效口服避孕药导致体重增加的问题,口服避孕药一直不断地更新换代,目前最新一代的口服避孕药屈螺酮炔雌醇片,含有最接近天然孕酮的成分——屈螺酮,能够加快水钠排泄,消除水肿,达到对体重的良好控制。事实上,用口服避孕药后出现的体重增加并不是普遍现象,不必过分担忧。如果在用口服避孕药的过程中,出现食欲增加、体重增加明显的妇女,也可以考虑停用口服避孕药,改用其他方法避孕。但需要说明的是,这种体重增加的原因可能是多方面的,如育龄期妇女由于内分泌的影响,即使不服避孕药也可能体重增加。

161. 口服避孕药可以治疗痛经吗

痛经轻则是小肚子隐隐作痛,严重了就像肚子里有个搅拌机在搅来搅去,痛经厉害了会出现头晕、恶心、无力、不能直立,有人说严重得跟生孩子一样痛,不仅不能正常工作,而且还需要有人照顾,严重影响女性的生活质量。究其原因,痛经分为原发性痛经和继发性痛经。原发性痛经病因不明,紧张、焦虑都可能引起痛经。子宫分泌的前列腺素是导致原发性痛经的主要原因,它促进子宫平滑肌收缩,引起子宫平滑肌过强收缩,甚至痉挛而出现痛经。前列腺素作用于子宫,造成迷走神经的反射。还有一种是宫颈口或宫颈管狭窄、子宫过度倾屈(尤其是子宫后位)等,引起月经血流通不畅,造成经血潴留,从而刺激子宫收缩排出经血,造成痛经。继发性痛经,由盆腔器质性疾病引起。子宫内膜异位症、子宫腺肌病、巧克力囊肿、宫腔粘连、子宫黏膜下肌瘤或盆腔炎等,都有可能引起与月经来潮有关的疼痛。这种疼痛会随着月经来潮而逐渐加剧，而非逐渐减轻。还有继发性痛经与避孕放环后有关。35岁以前女性发生器质性病变的可能性很低，多是原发性痛经，是青春期正常的生理现象。35岁以上女性发生痛经有可能是子宫内膜异位等器质性问题。

　　口服避孕药可以通过抑制卵巢排卵、减少月经量来缓解痛经症状。另外，还可以在医生的指导下通过连续服用2~3个周期口服避孕药减少月经来潮频率，减少痛经的发生。对于生理性痛经或子宫内膜异位症引起的病理性痛经，服用避孕药可以抑制卵巢功能，使身体激素水平降低，减轻盆腔充血，减少盆腔内前列腺素的合成，抑制异位子宫内膜生长，从而达到治疗痛经的目的。自1960年开始，人们就用口服避孕药来治疗痛经。它特别适用于需要避孕或月经量过多的患者。虽然国外很早就应用口服避孕药来治疗原发性痛经，它的副作用小，同时有确切避孕作用，但因为观念原因，国内却很难推广。大量研究表明，口服避孕药抑制排卵不仅减少了前列腺素的产生，而且减少了能产生前列腺素的月经量，降低了痛经的发生。用复方口服避孕药可以降低垂体促性腺激素水平，并直接作用于子宫内膜和异位内膜，导致内膜萎缩和经量减少。抑制排卵的作用大于单一激素避孕药，更适宜治疗痛经，有效率达90%以上。口服短效避孕药的确是副作用相对较小的镇痛方法。

162. 口服避孕药对子宫内膜异位症也有效吗

　　子宫内膜异位症是育龄妇女的常见病，生育期妇女中子宫内膜异位症的发病率为10%~15%，占妇科良性疾病手术50%以上。子宫内膜组织出现在子宫体腔以外的部位，最常见的是盆腔脏器如卵巢和腹膜,致病原因尚不完全明确,经血逆流是人们较为公认的原因。子宫内膜异位症为雌激素依赖性疾病,故降低雌激素水平可抑制其发生和发展。盆腔疼痛、痛经、性交痛和不孕是内异症和腺肌病患者的主要症状,而疼痛是子宫内膜异位症最常见和最重要的临床表现。70%~80% 的内异症患者有不同类型的疼痛表现,而 70% 的慢性盆腔痛和痛经患者存在内异症或腺肌病病灶。临床上治疗子宫内膜异位症主要有药物治疗以及手术治疗两种,但是大部分患者更愿意用药物治疗。口服避孕药为雌激素和孕激素的复方制剂,避孕药是较早用于治疗子宫内膜异位的激素类药物,主要机制是避孕药可以抑制下丘脑 - 垂体 - 卵巢轴,也就是说可以抑制垂体促性腺激素的周期性合成和释放,降低雌激素水平,直接作用于子宫内膜和异位内膜,使异位的子宫内膜萎缩,坏死吸收,经量减少,造成假性怀孕的生理状态,但是避孕药只适用于轻度的内膜异位的患者,复方避孕药应周期性服用,每月有一次撤退性出血,可缓解疼痛,阻止疾病发展,同时可以避孕,此法用于不愿生育者,停药后可恢复排卵及生育。应注意的是,应用避孕药前应排除用雌孕激素的禁忌证;对于长期应用的患者,应定期随访,观察病灶,监测血脂水平、凝血和肝、肾功能。同时需指出的是,口服避孕药在治疗子宫内膜异位症时仅会降低雌二醇水平,不一定能使异位子宫内膜完全消失,停药后应定期检查,观察其是否复发。

有研究显示:口服避孕药连续用 3~4 个周期,可以减少出血的频率,由此减少了子宫内膜以及异位内膜脱落的可能性,从而降低痛经及盆腔痛的发生率。此外,重度子宫内膜异位症保守治疗术后连续口服避孕药,其复发率仅为 5%。而且在宫颈微波术后连续用口服避孕药 2 个月,可有效预防宫颈微波治疗术后宫颈子宫内膜异位症的发生。

163. 口服避孕药可以治疗痤疮吗

痤疮与体内异常增高的雄激素有关,脸上长痘痘,这是很多年轻、爱美的女孩的噩梦。我们大部分人都知道激素与痤疮之间有很明确的关系。雄性激素可刺激皮脂腺细胞分泌皮脂增多,刺激毛囊导管过度角化,使毛囊壁肥厚,阻止皮脂排泄,这是痤疮的始发因素。雌激素可抑制皮脂腺功能,减少痤疮发生。男性分泌雄性激素的器官为睾丸及肾上腺(古代宫廷被阉割的太监雄性激素少,也不发生痤疮病);女性的卵巢、胎盘及肾上腺也分泌雄性激素,如果与女性激素比例失调也构成痤疮始发因素。在 12~24 岁的青少年中,痤疮发病率高达 85%;而在 20~49 岁的妇女中,痤疮发病率为 26.3%~50.9%。有些女性在月经前激素水平变化的时候症状加重。有些人即使绝经后,痤疮也可以持续数年。目前认为雄激素在痤疮发病中起一定作用,女性中、重度痤疮患者,如果同时伴有雄激素水平过高,出现雄激素活动旺盛的表现如皮脂溢出、痤疮、多毛、雄激素源性脱发,应及时采用雌孕激素治疗,而避孕药物的成分配伍正好符合治疗雄激素水平过高的需要。对于迟发型痤疮及在月经期前痤疮显著加重的女性患者也可考虑联合使用避孕药。美国食品药品监督管理局(FDA)批准避孕药可用于治疗年龄 >15 岁的女性痤疮患者。口服含有雌激素和孕激素的避孕药可以降低体内的雄激素,从而减少油脂分泌,减轻痤疮。

轻度至重度的痤疮患者均可以使用避孕药治疗,但是一般建议以下几种人使用：①年龄至少 14 或 15 岁；②已经开始有月经；③需要避孕；④排卵期和月经期皮疹加重的患者更加合适；⑤伴多囊卵巢综合征（表现为月经不规则、面部多毛、肥胖等）的患者特别有益。

用来治疗痤疮的避孕药，都含有同样低剂量的雌激素，但含有不同类型的孕激素。

口服避孕药治疗痤疮时有一定的副作用，所以用药时可以注意一下：恶心；体重增加；乳房触痛，有时乳房较前增大；月经期间点滴出血；情绪波动；血管栓塞、抑郁则是比较少见的、比较严重的副作用。

口服短效避孕药需要每天同一时间口服，连续服用 3 周，然后停用 1 周，停药期间月经来潮，现在也有了 24+4 的剂型。治疗痤疮一般需要 3~12 个疗程（多数超过 6 个疗程）。一般需要开始服用避孕药的 3 个月或更长时间后才可以看到明显的疗效。

总之，雄激素水平增高或雄激素受体敏感性增加均可导致皮脂过量分泌，是导致痤疮发生的重要原因。口服避孕药对痤疮均有潜在的治疗作用，对于有避孕要求的女性痤疮患者是理想的选择。含有低雄激素活性孕激素的口服避孕药，以及含有抗雄激素作用孕激素的口服避孕药治疗女性痤疮效果肯定。

164. 口服避孕药影响子宫肌瘤的生长吗

子宫肌瘤病因和发病机制目前仍不十分清楚。有研究提出，雌激素是子宫肌瘤生长的主要促进因素，孕激素在子宫肌瘤的发病中起协同作用。子宫肌瘤的发病是由年龄、分娩次数、肥胖、吸烟、血压、饮食、压力、环境等多种因素共同相互作用的结果,但一些高危因素是否促进雌、孕激素诱发子宫肌瘤的发生,还没有明确定论。关于口服避孕药与子宫肌瘤的关系,虽然被广泛研究,但仍存在分歧。与从未用口服避孕药者比较,用过口服避孕药的对象患子宫肌瘤的风险降低、相似或增高的结果均有报道。子宫肌瘤的患病存在地区差异,年龄增加、体质指数高、当前用口服避孕药的育龄妇女子宫肌瘤的患病风险略有升高。因此,针对用口服避孕药者而言,应继续做好育龄妇女,尤其是对40岁以上、BMI≥25kg/m^2 的妇女用口服避孕药后的定期随访,并在随访中加强对子宫肌瘤的监测,这对于降低口服避孕药不良反应,促进妇女生殖健康具有重要意义。

避孕药含雌激素、孕激素等成分,长期服用,可能影响女性体内雌激素分泌,诱发子宫肌瘤,尤其是 30~50 岁女性,若是性生活不和谐,压力大,更容易出现此病。由于抑制雌激素后大部分的子宫肌瘤都会萎缩,所以近年来围绕口服避孕药的开发,主要是致力于降低雌激素的含量。现在有些避孕药雌激素含量更是降到 20μg。因此医生认为,如此低的雌激素含量,从理论上来说应当不会诱发子宫肌瘤,世界卫生组织发布的《避孕方法选用的医学标准》里明确指出,有子宫肌瘤的女性,是可以在任何情况下服用避孕药的。当然,在服药期间,需要定期复查子宫肌瘤的生长情况。

165. 如何选择口服避孕药? 哪些情况不能用口服避孕药

虽然避孕药可以治疗多种妇科疾病,但服用的时候切不可盲目,需要根据避孕药的种类及自身的身体状况选择。目前,口服避孕药根据其作用方式的不同,可分为四大类:短效口服避孕药、长效口服避孕药、探亲避孕药和低剂量孕激素避孕药。各种避孕药有何不同且又该如何选择呢? 首先,应用最为普遍的是短效口服避孕药,其优点是避孕率高,平均达 99.96%,副作用相对较少。目前其主要为含有雌孕激素的复合制剂,雌激素成分以炔雌醇为主,孕激素成分则有不同,因而构成不同的配方和名称。其次,长效口服避孕药:是由长效雌激素炔雌醚与不同的孕激素配伍而成,每月服用 1 片即可达到避孕的目的。其优点是服用方便,避孕效果好,可达 96% 左右。缺点是一次摄入激素的量偏大,副作用较大,应严格选择服药对象,并加强随访。再次,探亲避孕药:利用较大剂量的孕激素阻碍受孕过程而起到避孕作用,其优点是应用不受月经周期限制,服药可以在月经周期的任何一天开始,效果比较可靠。尤其适用于夫妇分居,每年2~3 周的探亲假应用。最后,低剂量孕激素避孕药:仅含孕激素,不含雌激素,服药后月经紊乱发生率较高,国内目前尚无此剂型。另外还有事后紧急避孕药等。

因为不是所有的人都可以口服避孕药,那么哪些情况下不能选择应用口服避孕药呢? 在选择之前要进行严格的体格检查,排除以下疾病:①严重心血管疾病、血栓性疾病不宜用,如高血压病、冠心病、静脉栓塞等。雌激素有促凝功能,增加心肌梗死及静脉栓塞发生风险。②急、慢性肝炎或肾炎。③激素依赖性恶性肿瘤。④内分泌疾病:如糖尿病、甲状腺功能亢进症。⑤哺乳期不宜用复方口服避孕药,因雌激素可抑制乳汁分泌。⑥年龄 >35 岁的吸烟妇女服用避孕药,增加心血管疾病的发生风险,不宜长期服用。⑦精神病患者。⑧有严重偏头痛,反复发作者。

　　所以，选择口服避孕药前，要结合自己的情况，慎重选择。

 166. 口服避孕药有副作用吗

　　口服避孕药是非常方便高效的避孕方法，但是很多女性不愿意选择避孕药，或者不容易坚持使用的原因，多是担心它的副作用，比如担心药物引起发胖，服药初期的恶心等胃肠道不适。口服避孕药有复方和单方两种，复方剂型为雌孕激素配伍而成，单方为单纯孕激素制剂，这些成分在发挥避孕效果的同时，尤其是在服药初期，女性都会或多或少地受到副作用的影响。具体来说，包含以下几个方面：

　　（1）类早孕反应：服用避孕药初期出现轻度的恶心、食欲缺乏、头晕、乏力、嗜睡等类早孕反应，较为常见，症状多为先重后轻，以后逐渐消失，该反应与避孕药中的雌激素有关。此类反应大多不用特殊处理，只要将服药时间改在晚饭后或临睡前就可以很好地缓解胃的不适反应。另外，也可以选择低雌激素的避孕药制剂。

　　（2）不规则阴道出血：在服用避孕药的初期，不少女性会发生不规则的阴道出血，有的是持续性的，有的为间断性的，与漏服避孕药或者避孕药药效不足有关。这种不规则的阴道出血多出现在服药的最初 3 个月，之后自然改善。也可以在医生的指导下进行处理。

　　（3）月经量减少或闭经：避孕药发挥避孕作用的一个机制，是可以使子宫内膜发育不全，腺体分泌不足，子宫内膜不能正常生长而变薄，而不利于受精卵的着床。因此，女性朋友会发现月经量减少。个别女性因避孕药的过度抑制作用,在停药后不发生撤退性出血,出现闭经。这个现象,一般停药后自行恢复,但是如果连续2个周期发生停经,即停用一个周期的避孕药后未发生撤退性出血,则需要停药观察,排除妊娠。

（4）皮肤色素沉着:5%~8%的妇女在服用避孕药后,面颊部会出现像怀孕时那样的蝴蝶斑或雀斑,这与雌激素引起的色素沉着有关。妊娠期已有色素沉着的人用避孕药后容易发生,并且与日光照射有关。可以在饮食中增加一些富含维生素C的新鲜蔬菜和水果,如西红柿、橙子、猕猴桃等;避免强光照射,外出时涂抹防晒霜;有色素沉着倾向的人,可选用雌激素含量比较低的避孕药,或者单纯孕激素制剂。

（5）体重增加:避孕药中有的有孕激素制剂,有的有雄激素样作用。雄激素可以引起食欲亢进,导致体重增加;避孕药中的雌激素引起水钠潴留,因此导致体重增加。避孕药的发展进程,就是不断改进避孕药中的孕激素,使其生物活性越来越符合天然孕激素,同时,雌激素的含量也在不断地下降,使服用避孕药发生体重增加的比例减少。如果体重增加明显,可以停药观察或改用低雌激素的避孕药。

（6）乳房胀痛:避孕药的孕激素成分,可引起乳房胀痛,多出现在服药初期,之后自然改善。

167. 有心血管疾病风险,可以服用口服避孕药吗

女性有心血管疾病风险,在可以选择其他种类的避孕方法的时候,最好不选择口服避孕药。吸烟、肥胖、高血压、脂代谢异常、有血栓疾病史等这些高危因素会增加口服避孕药者发生心

血管疾病的风险。一般认为口服避孕药对无心血管危险因子的妇女不增加心血管病的危险，但对吸烟、缺血性脑卒中和心肌梗死的妇女分别增加 2 倍和 8 倍，出血性脑卒中在 35 岁妇女中分别增加 3 倍和 5 倍。口服避孕药与静脉血栓栓塞、脑卒中和心肌梗死等心血管疾病风险增加相关，这一直是口服避孕药安全性的重要关注点。研究发现，口服避孕药中雌激素的剂量与静脉血栓发生风险有关，降低口服避孕药中的雌激素（炔雌醇）含量，能明显降低静脉血栓的发生风险。

WHO、FDA 和国际计划生育联合会（IPPF）建议用低剂量口服避孕药，即口服避孕药中炔雌醇含量 ≤35μg。研究发现，口服避孕药的抗雄激素作用，使得多囊卵巢综合征患者的静脉血栓风险相对减低。患脑血管疾病、冠状动脉梗死或有阳性病史或存在发病高危因素、患有心脏病或心功能不良的人不能用口服避孕药。避孕药中的雌激素能使体内水、钠等物质滞留，会加重心脏负担。避孕药中的雌激素，可能会增加血液的凝固性，会加重心血管疾病的病情。

当然，世界卫生组织发布的《避孕方法选用的医学标准》指出，对于控制良好的高血压患者是可以用避孕药的。因此，有心血管病风险的女性，如果要服用口服避孕药，需要在专科医生的指导下进行。

168. 口服避孕药增加静脉血栓风险的概率高吗

口服避孕药不仅有避孕效果，对于治疗痛经、经前期综合征、月经性偏头痛等都有较好的效果，因此，目前口服避孕药的女性不在少数。但是激素避孕药可以使深静脉血栓形成的发生率增加。深静脉血栓包括下肢深静脉血栓及肺血栓栓塞症，下肢深静脉血栓治疗不当会导致血栓后综合征，影响患者生存质量，肺血栓栓塞症治疗不及时会引起慢性肺动脉高压，同样会影响患者的生存质量，此外，大面积的肺血栓栓塞症还会危及患者的生命，导致猝死。因此，当服药过程中出现顽固性下肢疼痛疼痛、肢体肿胀、胸痛、气短、晕厥等现象，应立即就诊，采取积极的治疗措施，否则可能会导致严重的后果。

据文献统计，使用口服避孕药后妇女患血栓风险为 3/10 000~15/10 000。怀孕或者产后妇女患血栓疾病风险要更高，分别是 5/10 000~20/10 000 和 40/10 000~65/10 000。这提示口服避孕药血栓风险显著低于意外妊娠或产后妇女。静脉血栓发生风险与多种因素有关，包括高龄、肥胖、妊娠或产后、凝血因子基因突变、静脉血栓家族和个人史、用雌激素和孕激素、制动、手术或意外、长途飞行等。静脉血栓中雌激素的剂量与静脉血栓发生风险有关，降低口服避孕药中的雌激素（炔雌醇）含量，能明显降低静脉血栓的发生风险。WHO、FDA 和国际计划生育联合会（IPPF）建议用低剂量口服避孕药，即口服避孕药中炔雌醇含量≤35μg。需要注意的是，用口服避孕药的初期（服药后的 3~6 个月内）静脉血栓发生风险最高，并不随应用时间的延长而继续增加，反倒用的时间越长，风险越低。可见，坊间流传的吃一年药最好停几个月，换用避孕套等其他方式避孕的说法并不准确，反而增加服药的初始风险。

169. 除了口服避孕药外，还有哪些避孕方法

避孕，简而言之，就是通过采取各种的方法，来避免怀孕，避

免非意愿妊娠。避孕的方法，大致可以分为5类，以下分而述之。

（1）药物避孕：药物避孕就是通过使用药物达到避孕的目的，其机制为抑制排卵，使宫颈黏液变得黏稠，不利于精子穿过，影响输卵管的蠕动和子宫内膜发育，干扰受精卵着床。药物避孕可以通过多种方式来实现，除了口服避孕药，还有避孕针，还有缓释系统，药物分别借助于皮下埋植剂、宫内缓释系统、阴道避孕环、皮肤贴剂等载体，缓慢释放。

（2）宫内节育器：宫内节育器是一种放置于子宫内的器具，通过该器具在宫腔内引起的无菌异物反应、机械性压迫以及引起免疫机制等，来避免怀孕。宫内节育器有多种的形态，也各有各的特点，以适应不同人群的需要。宫内节育器的放置和取出都需要通过专业的医务人员来完成。

（3）绝育术：包括女性和男性绝育术。女性绝育术指输卵管绝育术，男性绝育术指输精管结扎术。虽然是手术，但是创伤很小，不影响机体的生理功能，术后恢复快。

（4）屏障避孕方法：顾名思义就是在精子和卵子之间制造一个屏障，让二者不能相遇。包括大家熟知的男用避孕套，还有适合女性的女用避孕套，以及宫颈帽等。屏障避孕法不仅能够避孕，而且如果使用方法正确，还是预防性传播疾病的有效方法。

（5）其他：还有一些避孕方法，比如阴道用杀精剂，有药膜、栓剂、药片以及胶冻等。阴道杀精剂需要在性生活前一定时间使用，使药物有充足的时间溶解而发挥作用。体外射精避孕是在射精前将阴茎抽出阴道而避免怀孕。但是由于射精前已经有一部分精液流出，因此容易失败。自然避孕法，也就是大家熟知的"安全期"避孕法，可以通过月经卡，基础体温测量，观察宫颈黏液，来识别排卵，从而达到避孕目的。由于测量和观察的误差，以及排卵存在一定的不可预测性，因此，安全期避孕有效性欠佳。还有哺乳期闭经避孕法，适用于产后 6 个月内纯母乳喂养而且闭经者，6 个月内已经恢复月经或者 6 个月以后，效果就不可靠了。

170. 口服避孕药为什么可以降低卵巢癌的风险

长期服用口服避孕药，可以降低患卵巢癌的概率。卵巢癌的发病率在女性生殖器官恶性肿瘤中居第 3 位，其发病机制复杂，主要的因素可能与卵巢反复排卵造成卵巢表面上皮细胞非正常增殖有关。有科学家研究发现，卵巢癌与排卵有关系。当卵巢排卵时，卵巢表面会破裂，卵子释放，表面细胞会进行修复，癌变一般是在这个修复的过程中发生的。也就是说，排卵次数越多，癌变的概率也相对大。一般来说，月经初潮来得早、绝经晚的女性，排卵时间相对长，更易患卵巢癌。而生育多、哺乳久的女性，患病风险相对低，多数专家认为是"因为女性在妊娠期和哺乳期间不排卵，一定程度上使卵巢得到了休息和保护"。

口服避孕药最早在美国和欧盟的一些国家得到广泛应用。一项新的研究显示，虽然在世界各地卵巢癌患者的死亡率显著不同，但口服避孕药的广泛应用，降低了许多国家卵巢癌患者的死亡率。口服避孕药与从未服用避孕药的妇女相比较，如服避孕药 5 年以上，可降低 60% 的危险性。2011 年发表在《英国癌症期刊》(*British Journal of Cancer*) 上的研究显示，过去十年里服用避孕药的女性患卵巢癌的风险降低了近一半。口服避孕药的时间越早、越长，患卵巢癌概率越低。口服避孕药 10 年以上，即使停药以后，还是有很明显的作用。而在近期，一项超10万人的研究不仅证实了这个结论，并且研究结果十分喜人：哪怕是吸烟和肥胖患者，服用避孕药依旧可以降低卵巢癌的发生率。口服避孕药对卵巢有保护作用。与未服避孕药妇女相比，服用期 <4 年、5~11 年、>12 年的妇女分别减少卵巢癌发生率 30%、60% 和 80%。对未产妇更有保护作用。另有报告表明服用避孕药 5 年可降低 50% 的卵巢癌发生率，停药后这种保护作用可持续 10 年。

口服避孕药可以补充女性激素中的孕激素，长期使用之后，可能会降低女性在月经期间暴露在"雌二醇"的风险，对于女性来说，雌二醇和子宫内膜癌的增加相关，避孕药因为雌孕激素配合使用，抑制排卵，所以能降低卵巢癌，也降低子宫内膜癌风险。口服避孕药有一种是 72 小时紧急避孕药，如大家常说的"毓婷"；另一种就是短效避孕药如大家经常听到的"优思明"。此处所说的对卵巢癌预防有明显作用的是短效避孕药，主要功能是抑制排卵和降低血促性腺激素水平而发挥作用。

小结：目前已公认，服用避孕药的妇女卵巢癌风险降低，且首次服药年龄越早、服药时间越长，卵巢癌风险越低，而且停药后该保护作用仍能持续存在。

171. 口服避孕药与什么类型的宫颈癌风险有关

宫颈癌是临床上最常见的女性生殖器官恶性肿瘤，目前已公认持续性感染高危型人乳头瘤病毒是最重要的致病原因，其他的发病相关因素包括多个性伴侣、初次性生活 <16 岁、分娩年龄小、多产等。长期服用口服避孕药妇女宫颈癌发病率稍有

增加。曾有两项英国的研究，提示口服避孕药可增加宫颈癌的风险。2009年，王平等对国外学者自1999年至2008年公开发表的有关口服避孕药与宫颈鳞癌发病关系的文献进行分析，但分析的结果尚不能认为用口服避孕药增加宫颈癌的发生风险。尽管研究结果不尽一致，但目前，国际上较为公认的结论是，长期用口服避孕药感染人乳头瘤病毒的妇女宫颈癌的风险增加。口服避孕药仅增加了感染人乳头瘤病毒的妇女宫颈癌发病风险（或者说是增加了使用者人乳头瘤病毒暴露机会），不能直接说明宫颈癌与口服避孕药有关。服药虽不直接影响宫颈癌，但由于性行为的改变，可间接导致宫颈癌的发生率增加，故应缩短宫颈防癌筛查的时间间隔。换个角度说，服药者因为定期复查，更容易发现身体异常，因而应该早期预防、早期诊断、早期治疗。建议用口服避孕药妇女1年至少进行1次宫颈癌筛查，尤其是已服用超过5年的妇女。

172. 长期服用口服避孕药为什么可以降低子宫内膜癌的发生

子宫内膜癌是妇科常见的三大恶性肿瘤之一，大多数子宫内膜癌为雌激素依赖型。服用2年和4年分别减少子宫内膜癌发生率40%和60%，且持续至停药后。持续服用对预防内膜癌保护作用逐年增加。随着服用口服避孕药时间的延长，内膜癌的发生率逐渐降低，且停药后这种保护作用可以持续15年。口服避孕药降低子宫内膜癌发生风险的作用机制，可能为口服避孕药抑制了卵巢自身分泌的雌激素对子宫内膜的刺激，同时，口服避孕药中的高效孕激素成分能充分使子宫内膜转化，防止子宫内膜过度增生,口服避孕药的周期性应用也使子宫内膜定期脱落排出,达到保护内膜的作用,从而减少其发生癌变的概率。近年来更多学者的研究进一步证明了口服避孕药对子宫内膜癌的发生有保护作用。

173. 避孕药除避孕外还有什么用处吗

避孕药对于没有孕育宝宝计划的女性来说并不陌生,无论选择哪一种避孕药,都是为了降低计划外的怀孕概率。其实避孕药的功效远不止避孕,它还可以治疗女性常遇到的其他妇科疾病。下面就以问答形式,将门诊中患者经常问到的有关避孕药用处的问题分享给大家:

问:我因为痛经就诊,医生给我开口服避孕药,口服避孕药可以治疗痛经吗?

答:痛经的病因来自前列腺素的释放,导致子宫肌层的兴奋性增加。口服避孕药可以减少月经期间前列腺素的释放,从而预防子宫异常收缩而缓解痛经。这就是为什么有些痛经患者可以服用避孕药治疗。

问:我月经过多,医生建议我口服避孕药,这是为什么呢?口服避孕药可以治疗月经过多吗?

答:据统计,约10%的育龄期妇女每次月经出血量大于80ml,定义为月经过多。长期月经过多可导致缺铁性贫血。服用低剂量的口服避孕药可减少经血,使失血量减少约50%。所以,对于月经过多的患者,可以使用口服避孕药治疗。

问:我患有子宫内膜异位症,医生说可以用口服避孕药治疗。口服避孕药对子宫内膜异位症也有效吗? 为什么让我用口服避孕药呢？

答：子宫内膜异位症是指子宫内膜组织覆盖在子宫腔面以外的其他区域，即卵巢、输卵管或盆腔区域的其他器官生长的疾病。症状主要包括痛经、性交疼痛、盆腔或下腹部疼痛。子宫内膜异位症的治疗目的就是抑制子宫内膜植入性生长，缓解疼痛和恢复生育功能。口服避孕药是其中较好的治疗方式之一，它能有效地缓解痛经、性交疼痛或者非经期疼痛。所以，子宫内膜异位症患者可以口服避孕药来缓解疼痛。

问：对于脸上不断出现痤疮的青春期女孩或育龄期妇女，医生建议她们服用避孕药，这让她们很不解，难道口服避孕药可以治疗痤疮吗？

答：大多数痤疮是由体内高雄激素水平引起的。近年来，随着口服避孕药不断发展，一些含有抗雄激素制剂的避孕药对治疗痤疮有很大帮助，例如炔雌醇／醋酸环丙孕酮，有避孕作用，也有抗雄激素的作用。

那么口服避孕药治疗痤疮的原因是什么呢？首先，口服避孕药通过抑制促黄体生成激素（LH），使雄激素包括游离睾酮的分泌量下降。其次，口服避孕药结合更多的循环睾酮，含有雌激素的口服避孕药可增加性激素结合球蛋白（SHBG）水平，降低血清游离睾酮。

此外，在毛囊和皮肤抗雄激素的孕激素阻断雄激素受体和抑制酶 5α- 还原酶将睾酮转换成双氢睾酮。所以说，口服避孕药可以起到治疗痤疮的效果。

问：我患有子宫肌瘤，可以使用口服避孕药避孕吗？会影响子宫肌瘤的生长吗？

答：那么，让我们先了解一下子宫肌瘤吧。子宫肌瘤是女性常见的一种良性肿瘤，可以单发，也可以多发，是一种育龄期常见病。其发病原因和雌激素、家族遗传、染色体和年龄有关系。而处于育龄期的女性内分泌旺盛，雌激素水平较高，因此成为子宫肌瘤的高发人群。

　　因此，对于子宫肌瘤患者来说，最好选择单孕激素避孕药，也就是不含雌激素的避孕药，或者选择雌激素剂量低的复方口服避孕药，一般不会造成子宫肌瘤的生长，患有子宫肌瘤的妇女，避孕方式的选择比较复杂。最好在医生指导下，选择适合自己的避孕方式。避孕药除了避孕外，还有治疗疾病的功效，所以女性朋友多了解一些避孕药知识，对身体健康是有益处的。

（阮祥燕　罗岚蓉　蔡桂举　崔亚美）

第八章

卵巢早衰与卵巢组织冻存移植

很多人可能还没有听说过卵巢组织冻存，它是什么？它的价值在哪里？还有很多人对卵巢组织冻存、卵子冻存、胚胎冻存有着许多问题，本章节将解答你的疑惑。

174. 什么叫早发性卵巢功能不全（卵巢早衰）

早发性卵巢功能不全就是常说的早绝经，也就是卵巢早衰，是指卵巢功能提前衰退导致女性 40 岁之前出现闭经。近几年越来越多的医生认识到卵巢早衰对患者身心健康的危害，为了尽早识别与诊断，患者出现 4 个月以上的月经稀发或闭经，并且连续 2 次检测基础卵泡刺激素大于 25U/L，即可诊断其为早发性卵巢功能不全。

早发性卵巢功能不全的病因复杂，目前尚不清楚。有研究表明代谢异常、手术、放疗、化疗等可损伤卵巢功能，病毒感染、免疫性因素等也可能是其病因，并且很大一部分患者是特发性，原因不明。以上可能通过使卵细胞加速闭锁或直接破坏，使卵泡池中的卵泡过早耗尽。那么，患了卵巢早衰会出现哪些症状呢？

卵巢早衰的典型临床表现为在 40 岁以前出现月经紊乱或

停经 4 个月以上,如月经稀发、经期缩短、经量减少、渐至不来月经,或月经规律者突然不来月经;患者表现为原发性或继发性不孕或不育,以继发性多见;出现绝经期表现,如潮热、出汗、情绪改变、感觉异常、失眠、记忆力减退、老年性阴道炎、生殖器官萎缩等;有些患者伴发自身免疫性疾病的临床表现,如桥本甲状腺炎、重症肌无力、系统性红斑狼疮等相应疾病的症状与体征;B超检查可见子宫小,卵巢直径小于生育期妇女,无卵泡存在或虽有卵泡存在,但数目很少,直径很少在 10mm 以上,连续监测未见卵泡发育,基础体温单相。

175. 怎么判断卵巢的储备功能

卵巢储备功能是指卵巢中储备的卵泡数量,反映了女性的生育力。若卵巢内存留的卵泡数量减少或产生的卵母细胞质量下降,导致女性生育功能下降以及性激素缺乏,称为卵巢储备功能下降。卵巢储备功能的检测方法有多种,目前多采用多项指标相结合应用的方法。

(1)年龄:正常情况下,妇女随着年龄的增长卵泡数量在逐渐减少。研究发现,妇女在 35 岁以后卵泡的数量急剧下降,对于大部分妇女,年龄是预测卵子数量较好的指标。然而,同龄妇女的卵巢储备功能可能存在极大的差异,因此单用年龄来评估卵巢储备功能有很大的局限性,建议把年龄作为评估卵巢储备功能的首选方法和粗指标,尚需结合其他指标进行综合评估。

(2)超声检查基础窦卵泡计数(AFC)和卵巢体积:基础AFC 是早卵泡期超声检测直径 2~9mm 的窦卵泡数目。窦卵泡是成熟卵泡的前体,其数目和卵巢体积的大小可以间接地反映卵泡池中储备的卵泡数。根据目前的临床研究,如基础窦卵泡计数 <5 个代表卵巢储备功能已开始下降。

(3)抗米勒管激素(AMH)水平:在女性青春期前血清 AMH 水平即开始升高,随着机体的成熟逐渐增加,到性成熟后达到最高水平,绝经后消失。AMH 水平不受下丘脑 - 垂体 - 卵巢轴的影响,其表达水平代表了卵巢内卵泡池的数量,同时又不受月经周期的影响,是预测卵巢储备功能较好的指标。目前普遍认为 AMH<1.1ng/ml 提示卵巢功能减退。

(4)基础卵泡刺激素(基础 FSH):基础 FSH 是指在自然周期的早卵泡期(月经第 2~3 天)测定的血清 FSH 水平,随着年龄的增长,基础 FSH 逐渐升高,当基础 FSH>10U/L,提示可能存在卵巢储备功能下降。

一般来说,绝经后基础 FSH>40U/L。但是,在卵巢功能衰退早期,基础 FSH 水平总体有升高的趋势,但可在一定范围内波动。基础 FSH 水平检测简单易行,是目前卵巢储备功能评估中一项最常用的指标。

(5)基础雌二醇(基础 E_2):基础 E_2 水平升高是卵巢储备功能降低的标志之一。当卵巢储备功能下降,卵巢内卵泡数目减少,FSH 水平在一定程度上逐渐升高,从而刺激卵巢分泌相对较多的 E_2,而高水平 E_2 反馈抑制了 FSH 分泌,这时,往往表现为 E_2 升高,FSH 在正常范围,故认为基础 E_2 水平联合基础 FSH 水平可以较好地预测卵巢储备功能是否下降。

总之,女性要注意关注自己的卵巢功能状态,若发现卵巢功能异常,也可以进行早期干预,防止进一步退化。

176. 卵巢"早衰"了,还有怀孕的希望吗

很多人认为卵巢早衰的女性就丧失了生育能力,实际上卵巢早衰也有残存的卵泡,经过规范化治疗仍有怀孕的机会,因为一些被确诊为卵巢早衰的女性依旧会发生不规律的排卵,卵巢早衰的女性自然妊娠率约 10%~15%,如果经过治疗后确实没有自发排卵和自然妊娠者,可以考虑用人类卵母细胞捐赠的方法帮助妊娠,现在卵母细胞捐赠在国外已经得到广泛应用。

什么是卵母细胞捐赠?又适合哪部分人群呢?卵母细胞捐赠也是辅助生殖技术的一种,简单地说就是夫妇双方中,卵子来自于捐赠者。卵母细胞捐赠最初应用于卵巢早衰的女性。

所以卵巢早衰患者不要过于担心,应用科学的治疗方法,还是有做妈妈的机会的,对医源性因素,目前的科学发展已经使得可以通过生育力保护技术进行预防。

177. 如何对卵巢早衰进行预防

卵巢早衰病因复杂,50% 以上的女性病因不明,约 40% 与医源性因素有关,如肿瘤、放化疗、骨髓移植等。只有约 40% 与医源性因素有关的卵巢早衰患者可以预防。但一般情况的调整对于患者来说也非常重要:如:①保持良好的生活习惯,避免吸烟饮酒等不良的生活习惯,保证充足的睡眠,适量的锻炼和劳动,注意营养的补充;②自我情绪调节,减轻工作压力对自身的影响,学会放松,保持心情舒畅,学会排解不良情绪;③要重视月经变化,出现月经不调要及时就诊,以便早发现疾病,早诊断,早

治疗。

卵巢组织对放疗非常敏感,放疗、化疗会造成患者卵巢功能不可逆的损害,导致医源性卵巢早衰,卵巢组织冻存与移植技术就是在患者进行放疗、化疗之前将部分卵巢组织取出,将卵巢组织经过冷冻后储存在液氮中,待患者抗肿瘤治疗结束后并且出现卵巢衰竭症状再将卵巢组织复苏移植回患者体内,这样起到预防卵巢早衰的作用。

178. 卵巢早衰需要激素治疗吗？要治疗多长时间

对于卵巢早衰的治疗,首先患者自身要有正确的认识,卵巢早衰还不同于正常的绝经,正常的绝经年龄一般是 49~51 岁,由于体内激素水平长期低下,患者出现潮热、出汗等更年期症状,并且各种慢性病如心血管疾病、骨质疏松症、老年痴呆等发病率增加,早死风险增加。因此需要外源性途径给予补充雌激素,以预防远期骨质疏松以及心血管系统疾病等。对无禁忌证的卵巢早衰患者都应常规应用激素补充治疗,一般需补充至正常绝经年龄,预防生殖道过早萎缩,防止骨量过早丢失及骨质疏松症,并可减少心血管疾病的发病率,但补充至正常年龄后也可评估患者情况决定是否继续以及继续的激素补充治疗方案。用药期间应建议患者每年至少一次的全面检查,包括内分泌六项、肝功能、肾功能、心电图、阴道超声、宫颈防癌筛查等。

179. 卵巢组织冻存移植技术是怎么回事

卵巢组织冻存是一种运用低温生物学原理冷冻保存卵巢组

织的生育力保护方法,是青春期前女性及放疗和/或化疗无法
延迟女性的唯一生育力保护方法,如图 8-1 所示。想必大家都
听说过,卵巢是经受不住盆腔放疗和化疗的,放、化疗多多少少
会对卵巢功能造成损伤。卵巢是很脆弱的,脆弱到什么程度呢?
就是 2Gy 的放疗剂量可以使得 50% 的卵泡发生死亡。那么比
如宫颈癌的放疗剂量一般是远大于 2Gy 的,可想而知,经历过
盆腔放疗的患者,卵巢功能基本上丧失了。为了保护卵巢免受
放化疗的损伤,我们可以在肿瘤患者进行放化疗之前将她的卵
巢组织经腹腔镜手术取出部分,将其转运至卵巢组织冻存库,经
过处理后将卵巢组织皮质进行慢速冻存,使其一直保存在液氮
中了。

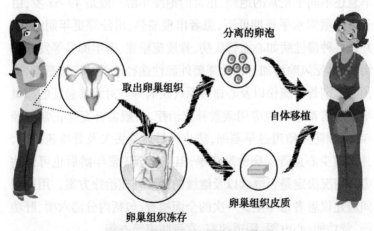

图 8-1　卵巢组织冻存移植示意图

　　那么何时可以将冻存的卵巢组织复苏回来呢? 等到它的主
人原发病治愈,放、化疗结束至少半年以上,并且已经出现了卵
巢功能减退症状或者有生育需求时,经多方面综合考虑后可将

冻存的卵巢组织复苏,并将复苏的卵巢组织移植回患者体内。以上就是卵巢组织冻存移植了,是不是这项技术很重要呢?

 ## 180. 卵子冻存和卵巢组织冻存有什么区别

我们常听患者提问:"到底是冻卵子好还是冻卵巢组织好?"接下来让我们看一看两者的区别。

区别 1: 卵子冻存前需要提前一定时间给予药物刺激卵泡发育与成熟,也就是所谓的"促排卵"。对于放、化疗无法延迟的女性,没有足够的时间进行促排卵以获取成熟卵子。对于雌激素敏感性肿瘤患者,促排卵对肿瘤患者的预后及生存率的影响尚不清楚。卵巢组织冻存则不需要进行卵巢刺激,不会推迟放、化疗的时间,一般只需要 1~2 天的时间即可完成。

区别 2: 卵子冻存不适用于青春期前的女孩子,因其卵巢尚未发育成熟而不能进行卵巢刺激。卵巢组织冻存是青春期前女性唯一的生育力保护方法。

区别 3: 卵子冻存只能增加患者未来妊娠的可能性,并没有保存患者未来的生育力,并且对于女性来说,卵巢分泌雌孕激素的内分泌功能也很重要,冻存一小片卵巢组织可以储存成百上千个卵子,卵巢组织移植后不仅可以恢复患者的生育力,还可以恢复患者的内分泌功能。

区别 4: 卵巢组织原位移植后的患者在排除其他不孕因素外可自然受孕,卵巢可自发排卵,并且输卵管伞端可抓取排出的成熟卵子,当然如果有其他不孕的因素存在,也可以通过辅助生殖技术受孕。而卵子冻存只能通过辅助生殖技术进行受孕。

181. 胚胎冻存和卵子冻存有什么区别

胚胎冻存是将发育到一定程度的胚胎放入冻存液中,通过玻璃化冻存或慢速化冻存放至液氮中。卵子冻存是把卵巢放进高度浓缩的脱水冷冻保护剂中,然后立即投入 –196℃液氮中,进行冻存。需要卵子的时候,将卵子复温,然后把存活的卵子与精子进行体外授精,培育成胚胎,随后选择发育正常的胚胎移植到女性子宫中。

首先,让我们先看看两者的共同点:均是已建立完善的技术;均要求是青春期后女性,需进行卵巢刺激,存在发生卵巢过度刺激综合征的可能;均要求有一定的卵巢刺激时间;均没有自然妊娠的可能;均只保护患者未来的怀孕可能,并没有保存患者的卵巢功能及生育能力。

区别:胚胎冻存中的"胚胎"要有卵母细胞与精子相结合,因此胚胎冻存是要求女方有固定配偶的,胚胎是双方共同的财产,要求双方充分知情同意。卵子冻存可适用于单身女性,患者本人同意即可,换句话说就是卵子冻存给未婚和未获得精子的青春期后女性一个未来生育的可能。

182. 卵巢组织冻存、卵子冻存和胚胎冻存分别适用于哪些人

卵巢组织冻存技术是未来最有潜力的一项生育力保护技术,适用于肿瘤或非肿瘤患者的生育力与内分泌功能的保护,最佳适应证是青春期前患者,放、化疗无法延迟的患者以及患有激

素敏感性肿瘤的患者。

卵子冻存是一项相对较新的技术,适用于性发育成熟的、单身或非单身女性,肿瘤患者需放、化疗可延迟者,雌孕激素非敏感性肿瘤患者,当然此类患者也可以配合进行卵巢组织冻存。

胚胎冻存是一项临床上最常用的生育力保护技术,适用于性发育成熟的、有固定配偶的,夫妇双方做到充分知情同意的患者,并且患者有时间进行卵巢刺激以获取成熟卵母细胞,并且是雌孕激素非敏感性肿瘤患者。

183. 哪些人可以做卵巢组织冻存移植

很多患者可能都会有这个疑问:到底卵巢组织冻存移植技术主要服务什么人群呢? 为了延迟更年期或者有晚生育的需求可不可以进行卵巢组织冻存呢? 让我们一起看看卵巢组织冻存的适应证:①年龄≤35岁,且卵巢储备功能较好,当然也可以根据患者卵巢功能及患者意愿适当放宽年龄;②肿瘤患者必须排除卵巢恶性肿瘤和卵巢转移风险,卵巢转移风险高的患者需慎用;③原发病生存率高,预后好;④由原发病及其治疗导致卵巢早衰发生风险高的女性;⑤能够耐受腹腔镜下或开腹卵巢组织取材手术。

由上可知,卵巢组织冻存主要是针对需要放、化疗,也就是要经历性腺毒性治疗的患者。在年轻时冻存一部分卵巢组织,待卵巢功能衰退后再将卵巢组织移植回去,目前技术上完全是可以实现的,也是目前国际上抗衰老的讨论热点。现在主要是癌症患者进行卵巢组织冻存以保护生育力和内分泌功能。

184. 为什么卵巢组织冻存移植技术是唯一适合青春期前患者保存生育能力的方法

　　随着癌症诊疗技术的提高，癌症患者 5 年存活率也越来越高，患者未来就会面临着生育以及卵巢早衰的问题。卵巢组织冻存移植技术可以保护患者的生育力以及卵巢内分泌功能，截止到目前，全球借助此技术出生的孩子已有超过 145 例，越来越多的数据也表明卵巢组织冻存技术可广泛运用于临床。

　　对于青春期前女性，患者不能进行卵巢刺激进行卵巢超促排卵以获取卵母细胞进行卵子冻存，需要进行生育力保护的青春期前女性只能选择卵巢组织冻存移植技术。

185. 卵巢组织冻存移植技术是要取出整个卵巢吗？会导致患者激素分泌异常或提前绝经吗

　　关于卵巢组织冻存需要冻存的卵巢组织量想必是每一个来咨询的患者都会考虑的问题，国际上一般推荐是至少单侧或双侧卵巢体积的 1/2，取材量主要是由患者自身情况决定。有研究表明从一侧卵巢组织中取多块卵巢组织不会影响卵巢的内分泌功能，并且切除单侧整个卵巢只会使得女性绝经年龄提早 1~2 年，由此看来，如不进行卵巢毒性治疗，切除单侧卵巢对女性的激素水平影响不大，但进行卵巢组织冻存的患者一般都是需要进行放疗和 / 或化疗，放疗和化疗对卵巢功能的损伤很大。也就是说卵巢取材手术本身不会损伤卵巢功能，在卵巢切除量足够多的情况下可能会影响卵巢功能，但对于需要进行放疗和 /

或化疗的患者,很多患者都会出现卵巢功能衰竭。

186. 卵巢组织冻存移植技术是如何取卵巢组织的? 最佳时机是什么时候

取卵巢组织手术是怎么做的,是要开腹还是微创呢? 一般情况下,单纯冻存,微创就可以,微创就是一个小的手术,有的可以切一侧卵巢,也可以两侧卵巢各取 1/2 或 1/2 以上,这个卵巢组织取材手术是一个比较简单的一个手术,创伤也比较小。也有一些病人刚好因为癌症手术需要开腹手术,在做手术的同时就把卵巢取出来一部分,顺便进行卵巢组织冻存,这种就更值得去做。这个手术它是选择全麻还是局麻呢? 手术一般是要全麻的。

什么时机取它最好? 对于很多癌症患者,比如说她很快要准备放疗或者是化疗,这个时候我们一旦确诊为癌症,医生应该尽可能早地告诉患者有哪些生育力保护的方法,病人一旦确定了选择,我们就尽可能早地给她安排手术,尽量不耽误她的放疗和化疗以及后续治疗,所以这个时机是根据患者的情况而定,要避开月经期,其他方面没有特别的限制。

取卵巢组织手术的风险大吗? 像其他的手术一样,所有手术都会有风险,手术本身存在的麻醉风险或其他相关的风险都要有所了解,只是这个风险在这种手术常规情况下的概率是非常低的。目前我们冻存了 200 余例卵巢组织,还没有一例发生术中或术后并发症。

187. 卵巢组织冻存移植技术在取卵巢组织前需要做哪些准备

获取卵巢组织本身是一个手术，所以常规的手术检查是要做的，要进行卵巢组织冻存，术前就要评估患者卵巢功能是怎样的，要检测患者激素水平，还要检测卵巢储备功能，它有一个评价指标叫抗米勒管激素。如果说检查出来患者还没有达到绝经的水平，如果她还没有孩子并且对未来生育有很大的渴求，年龄35岁以下（当然也根据患者的卵巢情况，适当放宽年龄的限制）可以考虑给她进行卵巢组织冻存。患者需要做的准备中最重要的是信任医生，信任是非常重要的，因为现在这个技术在中国尚未大规模推广，我们做这项工作就认为它是对病人非常有利的，但是其他医生可能因为不了解这一技术领域而告诉她先保命，然后再说生育力保护的问题，所谓"先保命"就是先进行放疗和化疗，把癌细胞杀灭之后再说，但是当癌细胞杀灭完了，卵细胞也杀灭完了，这个时候让患者来冻存，已经无能为力了。"先保命后保生殖"的理念一定要彻底转变过来，因为保命和保生育能力是可以同时进行的，先进行生育力保护，然后我们同时将生命也保护得很好。

188. 卵巢组织冻存移植技术取出的卵巢组织该如何保存

在取卵巢组织之前，我们要跟患者进行非常好的沟通，同时我们还要和手术医生进行非常好的沟通。在卵巢组织取出来之后,我们有一个特别的转运装置,里面有特别的转移液,卵巢组织取出后,要立即放在转移液里面,我们要将卵巢组织保持在4~8℃,转运到卵巢组织冻存库进行处理,组织离体转运到卵巢库一般不超过 24 小时,如果任何一个环节出现问题,卵巢的卵细胞可能都会死亡一部分,不能很好地保持卵细胞活性。一般在手术之前至少一两天进行卵巢组织冻存库的准备,要严格地消毒。组织运到卵巢库之后,要对其进行特别的处理,不是把卵巢完整地放在一个液氮罐里,而是一定要非常精细地把它处理成一个一个小的组织片,把每一片组织放入含有冻存液的冻存管内进行冻存,然后再通过复杂的、严格的冷冻程序,这个程序如果有一个环节出现问题,则卵巢组织移植后就不会活。卵巢组织片冷冻完之后,将储存在液氮罐中,完成整个冻存过程。所以在此过程每一个环节都有非常严格的质量控制。目前国内有将卵巢组织冻存 20 多年的报道。我们卵巢组织冻存库从 2015年开始到现在已经有 4 年了,我们完成移植 9 例,在复苏的时候发现她们卵巢组织的活性、卵细胞的活性是很好的,说明我医院所掌握的冻存技术是国际一流水平。

189. 卵巢组织冻存后,什么时候可以移植回体内

笔者医院卵巢组织冻存库现已成功冻存 200 余例卵巢组织,为什么只移植了 9 例? 主要是因为移植是要有时机的,特别是对于癌症患者,我们要等待她的癌症治疗完全结束,至少结束 3~6 个月以上才考虑移植。还需要肿瘤专家来评估患者的肿瘤已达到临床痊愈,不再进行抗肿瘤治疗了。其次还要判定患者前面的抗肿瘤治疗确实已经导致患者卵巢功能衰竭,这

个时候我们才可以移植。有一点值得说明,那就是卵巢组织的冻存年龄将是卵巢的实际年龄,比如患者 20 岁的时候进行卵巢组织冻存,她可能在 35 岁之后移植,她移植的卵巢还是 20 岁。现在进行卵巢组织冻存年龄最小的患者是 4 岁,如果到 13~14 岁移植,她的卵巢还是 4 岁。

190. 冷冻卵巢组织移植前后需要辅助用药吗

对于癌症达到临床痊愈的患者,在冻存卵巢组织移植之前,因为患者放、化疗结束之后,到移植还是有一段时间的,很多患者放、化疗结束之后由于卵巢功能衰退会有很多更年期症状,患者会特别难受,这个时候我们还是要考虑给她干预,干预就要分析她可不可以进行激素补充治疗。比如说乳腺癌患者,如果患者雌孕激素受体是阳性的,她就不能进行激素补充治疗,也只能看哪些中成药或植物药可以进行添加给她缓解更年期症状。有的患者是能够用激素治疗的,能够加中成药的我们也会加一些中成药,可能有助于减慢卵巢衰退的速度,这样也是一种保护。患者在移植之后,我们有时候也建议她加一些中药或者中成药,可能能够减缓移植回的卵细胞的凋亡。希望将来在中药保护卵巢功能方面有更多的探索,笔者也在做很多这方面的研究。患者在移植之后我们一般会建议患者 1 个月、2 个月、3 个月定期到门诊进行监测卵巢功能,以确定到底什么时候能够恢复正常,通常从她的症状、激素水平 B 超进行评估。当激素提示卵巢功能正常的时候就要开始做 B 超监测看看有没有卵细胞生长,如果患者有子宫的话再观察她月经有没有恢复。

191. 冷冻卵巢组织是如何被移植回体内的

　　冻存卵巢组织复苏移植也是一个关键的环节,卵巢组织经过复杂的程序冻存后,是一直在 -196℃的液氮中储存。在患者计划移植前,我们会提前将患者的两小块(一般是直径为 2mm 的圆形组织片)复苏出来进行卵泡活性检测,如果这块组织的活性跟她冻存之前比基本是一样的,或者很好,那第二天就可以进行移植,移植的片数要根据患者的每片组织中的卵泡数以及患者此次移植的目的来决定。

　　冻存卵巢组织移植手术是微创的,需要全麻,手术是比较小的手术。移植包括原位移植和异位移植,现在全球通过此技术出生的婴儿已超过 145 例。一般原位移植,通过异位移植出生的婴儿只有 1 例。原位移植是指将卵巢组织移植到盆腔,将其移植到她原来残留卵巢的位置,或者是对应卵巢的腹膜位置,把腹膜造一个口,把复苏后的卵巢组织皮质放入其中,连续缝合腹膜就可以了。复苏后的卵巢组织一般要在非常短的时间内移植回患者体内,现在国际上没有共识到底是多长时间,目前笔者医院是在 20 分钟内把卵巢组织移植到患者的体内,这样能够保证卵巢组织及卵细胞的活性。

192. 冷冻卵巢组织移植后存活率高吗? 风险大吗

　　截止到目前,笔者医院已经进行了 9 例卵巢组织冻存复苏后移植手术,9 例患者的内分泌功能均在一定程度上得到了恢复。根据国际上的报道,冷冻卵巢组织一般在移植后 3.5~6.5 个月恢复其卵巢功能,90% 以上的患者移植后卵巢组织能够监测到卵巢活性,并且超过 20% 的患者可以成功妊娠。移植后的卵巢组织一般可以持续存活 4~5 年,这与患者自身的情况密切相关,有报道显示移植后卵巢功能维持了 11 年。总的来说,患者冻存时卵巢组织内所含的卵泡数目越多,移植后卵巢功能持续的时间越持久。

卵巢组织再移植的风险与原发疾病的种类和病情密切相关。卵巢癌患者本身不适合冻存,因为卵巢组织内含有恶性细胞的风险较高。其次,白血病患者进行冻存及再移植时需要慎重。其他类型的疾病在进行卵巢组织取材术中都会常规进行病理送检,以协助判断卵巢是否有肿瘤细胞转移。总的来说,卵巢组织冻存后再移植携入癌细胞的风险非常小。

那么卵巢组织移植后需要监测哪些指标? 为了监测卵巢组织移植以后卵巢组织是否存活,是否启动正常的激素调节以及内分泌功能,患者需要在术后定期复查。移植术后需每月跟踪随访,待卵巢功能恢复后可 3~6 个月随访 1 次。监测指标如下:①血清卵泡刺激素(FSH)、黄体生成素(LH)、雌二醇(E_2)、孕酮(P)等。②对于有子宫的患者需要观察月经恢复情况。③超声监测卵巢内卵泡发育成熟情况以及子宫内膜变化。④患者的妊娠情况以及结局。

一般情况下卵巢功能在移植后 3~6 个月恢复,患者绝经症状明显缓解或消失,激素监测发现卵泡刺激素 <25U/L,即可认为冻存卵巢组织移植成功,卵巢功能得到了恢复。

193. 通过冻存移植后的卵巢和正常卵巢组织,在功能上有区别吗

通过冻存移植后的卵巢组织依然是患者自身组织的一部分,只是相当于在体外保存了一段时间后再移植回患者自身体内,因此移植后的卵巢组织和正常的卵巢组织在功能上没有区别。移植后的卵巢组织不仅能够同正常的卵巢组织一样起到分泌各种女性激素的作用,并且还能够规律地募集卵泡生长、发育并排卵,患者将有妊娠的机会和希望。实际上,进行卵巢组织移植后的患者妊娠率高达 20% 以上。不仅如此,部分患者是自然妊娠,也就是说没有借助任何辅助生殖技术。因此可以看出,移植后的卵巢组织和正常的卵巢组织在功能上是没有任何区别的。

194. 卵巢组织移植成功后多久可以备孕? 怀孕后会对胎儿有影响吗

卵巢组织移植成功后,理论上来说一旦移植的卵巢组织功能恢复就可以开始备孕了。但为了提高受孕概率,备孕方式建议采用辅助生殖助孕。移植后的卵巢组织实际上是患者自身组织的一部分,因此在功能上与正常的卵巢组织没有什么区别,借此技术成功妊娠与正常妊娠在实质上没有什么区别。但是由于移植的卵巢组织仅为正常卵巢组织的一部分,因此一旦怀孕需要密切监测患者是否存在黄体功能不足的情况,并给予及时补充。

195. 为什么建议乳腺癌患者去做卵巢组织冻存移植手术

在所有癌症幸存者中,乳腺癌患者的怀孕率最低,经癌症治疗后乳腺癌幸存者的妊娠率较普通人群降低 67%。这一现象主要是因为癌症放、化疗的性腺毒性对卵巢功能造成不可逆的损害,尤其是环磷酰胺作为经典且性腺毒性最强的烷化剂,包含在所有乳腺癌诊疗指南推荐的辅助化疗方案中。乳腺癌患者经过 6 个周期的环磷酰胺 – 甲氨蝶呤 –5- 氟尿嘧啶化疗后,闭经的风险在 >40 岁乳腺癌的患者中高达 81%。此外,由于有些乳腺癌为激素敏感性,许多患者会担忧妊娠对乳腺癌预后的演变产生负面的影响,也是导致其妊娠率降低的原因之一。

对于乳腺癌患者来说,辅助化疗开始得越早,其预后越好。相比于卵母细胞冻存和胚胎冻存需要至少 10~12 天的时间通过卵巢超促排卵以获得成熟卵子,卵巢组织冻存无需卵巢刺激,不会使患者暴露于促排卵导致的高雌激素状态,不会延误化疗时间。在欧洲生育力保护网络冻存的超过 5 000 例患者中,乳腺癌患者比例最高,占 41%。因此,卵巢组织冻存是乳腺癌(尤其是激素敏感性乳腺癌)患者生育力保护的重要选择。

196. 淋巴瘤患者可以用卵巢组织冻存移植技术保护生育力吗

霍奇金淋巴瘤患者的预后一般较好,18~39 岁霍奇金淋巴瘤患者的 15 年生存率高达 91%~94%。经过 8 个周期的化疗方案后,30 岁以上霍奇金淋巴瘤患者的闭经发生率为 95%。对于育龄期已婚霍奇金淋巴瘤患者,可以考虑卵母细胞冻存或胚胎冻存;对于疾病进展较快、青春期前女童或未婚女性患者,应考虑到卵巢组织冻存无需超促排卵,不会延误放、化疗时间的优势。2004 年,世界上第一例经卵巢组织冻存与自体移植的婴儿出生,其母亲是一例Ⅳ期霍奇金淋巴瘤患者,于 1997 年进行卵巢组织取材及冻存,2003 年行自体移植手术,迄今已随访超过 16 年。目前的研究认为,霍奇金淋巴瘤的卵巢转移风险总体较低(<0.2%),因此卵巢组织冻存与移植的安全性较高。需要注意的是,如果霍奇金淋巴瘤侵犯到纵隔,在卵巢组织取材手术插管过程中有出现并发症的风险,此时不宜行卵巢组织取材及冻存。

非霍奇金淋巴瘤的预后差异很大,取决于患者年龄、亚型和治疗方案等多种因素。35 岁以上患者经化疗后发生原发性卵巢功能不全的风险约为 40%~60%。一些高度恶性非霍奇金淋巴瘤或伯基特淋巴瘤中卵巢转移的风险较高(>11%),其他类型的非霍奇金淋巴瘤风险相对较低(0.2%~11%),因此,对于高转移风险的患者,临床上不推荐通过卵巢超促排卵进行卵母细胞冻存,在卵巢组织冻存时需慎重考虑,卵巢组织自体移植前应通过组织学、免疫组织化学、PCR 以及荧光原位杂交等技术手段充分排除卵巢转移风险。

197. 良性疾病患者可以做卵巢组织冻存移植手术吗

一些良性疾病如严重或反复发作的卵巢子宫内膜异位囊肿,或需要化疗的自身免疫性疾病如系统性红斑狼疮、类风湿关节炎、贝赛特症、Wegener 肉芽肿病等，以及需要骨髓移植的良性血液病如镰状细胞贫血、重症地中海贫血、再生障碍性贫血等，都可以在手术切除卵巢囊肿的同时，或进行免疫抑制治疗前进行卵巢组织冻存。

尽管类风湿疾病或自身免疫性疾病不能治愈，但治疗得当能够显著提高患者预期寿命。其中烷化剂（如环磷酰胺）作为免疫抑制剂，在疾病处于活动期是需要间隔反复使用，而且可能在控制期内仍需循环使用，因此患者在治疗过程中累积的烷化剂剂量与早绝经的风险呈正相关。此外，自身免疫性疾病本身也会影响卵巢储备功能。对于系统性红斑狼疮患者来说，采用胚胎冻存或卵子冻存所必需的卵巢刺激使得静脉血栓发生风险升高 6 倍，导致病情加剧或恶化。因此不建议系统性红斑狼疮患者采取胚胎冻存或卵子冻存，或在静脉血栓预防措施充分时方可进行。对于这类患者，推荐在烷化剂治疗前进行卵巢组织冻存。

再生障碍性贫血、地中海贫血、骨髓增生异常综合征等需造血干细胞移植的血液系统疾病，在进行超大剂量化疗前应采取卵巢组织冻存等生育力保护措施。卵巢子宫内膜异位囊肿本身及反复的手术操作均可导致卵巢功能减退。因此子宫内膜异位症患者，尤其是对于未婚未育患者，在手术前应评估患者的卵巢功能，并采取生育力保护措施。

198. 有遗传性疾病的人群可以做卵巢组织冻存移植手术吗

一些具有遗传性疾病的人群，如早绝经家族史的女性（即母亲在 40 岁以前绝经）或 *BRCA1/BRCA2* 突变基因携带者或特纳综合征患者，均可以进行卵巢组织冻存。

在 *BRCA* 突变的人群中，8% 的患者存在生殖功能恶化。*BRCA1* 和 *BRCA2* 突变基因携带者 40 岁之前发生乳腺癌的风险分别约为 24% 和 13%，同时发生输卵管卵巢癌的风险也增高。因此健康的 *BRCA* 突变基因携带者可考虑在年幼或年轻时预防性切除卵巢组织冻存起来，在有生育要求时进行卵巢组织移植，既能够预防卵巢癌，又达到了避免卵巢功能恶化的目的。

对于特纳综合征患者来说，尽管 15%~30% 的患者有月经初潮，但自然怀孕率仅为 2%~7%。大部分特纳综合征患者在成年后卵巢功能急剧下降。因此，有专家建议在月经初潮后或年满 13 岁后尽早行卵巢刺激进行卵子冻存，但这种方法出生的婴儿极大概率仍然为特纳综合征患者。对于卵巢储备功能尚可的青春期前女童，或不能等到月经初潮以进行卵子冻存的女童，可在青春期前取材卵巢组织冻存，待其有生育要求时进行自体移植，需要注意的是，由于特纳综合征患者卵泡密度较低，需获取足够量甚至整个卵巢组织以保存更多卵泡。此外，进行卵巢组织冻存后分离原始卵泡使其体外发育至成熟也是特纳综合征患者生育力保护的策略之一，但该技术目前尚处于研究阶段。

199. 健康人可以通过卵巢组织冻存移植技术来抗衰老吗

健康人通过卵巢组织冻存移植技术抗衰老是目前生育力保

护领域的热点话题。随着社会发展,有些女性需要发展事业延迟生育年龄,有些女性育龄期内因尚未找到理想配偶、短期内无生育需求,或仅出于抗衰老目的,理论上她们都可以通过卵巢组织冻存移植技术保护生育力及预防衰老。研究显示,切除单侧卵巢可使绝经年龄提前1~2年,但切除部分卵巢组织并不会影响未来的激素水平。健康女性为抗衰老的目的进行卵巢组织冻存,目前技术上是完全可以实现的,并且也是目前国际上的讨论热点,随着卵巢组织冻存移植技术的不断发展,我们可以期待随着伦理条件逐步放宽,未来也许可以采用卵巢组织冻存及自体移植技术作为抗衰老的新方法。

200. 我国卵巢组织冻存移植技术的发展现状是怎样的

　　卵巢组织冻存移植技术在德国、丹麦、比利时等欧洲发达国家已成为放、化疗前生育力保护的临床常规,迄今全球范围内已有超过140名用此技术出生的婴儿,但在我国仍为空白。笔者医院于2012年建立了我国首个"国际生育力保护中心——人卵巢组织冻存库",2016年9月9日为一名宫颈癌患者成功实施了中国首例冻存卵巢组织自体移植手术,术后3个月该患者激素水平恢复至正常水平。2017年9月6日至今已成功完成中国第2~9例冻存卵巢组织自体移植手术,移植患者疾病类型为宫颈癌(5名)、乳腺癌(1名)、骨髓异常增生综合征(1名)、直肠癌(1名),目前9例移植患者卵巢功能全部恢复至正常水平。截至目前,本中心已成功冻存人的卵巢组织260余例。但由于该技术在我国起步较晚,部分移植患者在癌症治疗时已切除子宫,或由于个人原因暂无生育需求,目前尚无婴儿经此技术诞生。随着全国生育力保护网络的建立和卵巢组织冻存技术在我国的不断发展,我们期待,中国首个经卵巢组织冻存移植技术的婴儿在不久的将来诞生!

（阮祥燕　程姣姣　杜　娟　李扬璐　金凤羽　谷牧青）